陈宝贵妇科辨治经验

主编　陈宝贵　张美英

编委

陈宝贵　张美英　张　洁
崔俊波　寇子祥　陈　仿
张安清　张照健　赵廷浩
侯俊丽

中国出版集团公司
世界图书出版公司
广州·上海·西安·北京

图书在版编目（CIP）数据

陈宝贵妇科辨治经验/陈宝贵，张美英主编．—广州：世界图书出版广东有限公司，2021.10（2022.4重印）
ISBN 978-7-5192-8977-5

Ⅰ．①陈… Ⅱ．①陈… ②张… Ⅲ．①中医妇科学—中医临床—经验—中国—现代 Ⅳ．①R271.1

中国版本图书馆CIP数据核字（2021）第200346号

书　　名　陈宝贵妇科辨治经验
　　　　　CHEN BAOGUI FUKE BIANZHI JINGYAN
主　　编　陈宝贵　张美英
责任编辑　曹桔方
装帧设计　书窗设计
责任技编　刘上锦
出版发行　世界图书出版有限公司　世界图书出版广东有限公司
地　　址　广州市新港西路大江冲25号
邮　　编　510300
电　　话　020-84460408
网　　址　http://www.gdst.com.cn
邮　　箱　wpc_gdst@163.com
经　　销　各地新华书店
印　　刷　广州市迪桦彩印有限公司
开　　本　880mm×1230mm　1/32
印　　张　5
字　　数　118千字
版　　次　2021年10月第1版　2022年4月第2次印刷
书　　号　ISBN 978-7-5192-8977-5
定　　价　39.80元

序 Xu

中医治疗妇科疾病疗效独特，历代名家辈出，汗牛充栋之中医典籍医案中的经典案例及治法不胜枚举。我早年跟随先师柳学洙先生学习期间，曾帮助老师整理《医林锥指》之《产后发热证治辑要》一篇，且该书稿受到任应秋教授的高度赞赏。我在整理书稿期间查阅了大量的中医妇科著作及医案，尤其是张锡纯先生和傅青主先生的治验，受教颇深，故将先哲之方应用于临床实践中，在柳学洙先生的指导下感悟、收获良多。

妇科疾病总体以经、带、胎、产为主，月经病的辨治以经量的多少、色泽、先后、周期的长短，再参舌脉与兼症，辨别寒热虚实。脏腑气血的治疗用药应体现三因制宜、精准辨治、精准配伍、精准配比的原则，并要始终贯彻中西互参、中西融合的思想；在对带下病的辨治中，我对完带汤和易黄汤体会颇多；对于安胎固胎，则紧抓固肾、母子双补；对于产后杂病，多审证求因，审证论治。临证中病情复杂多变，医者要有扎实的理论功底，又需要灵活机动的辨治技能。深感多读书，勤临证，深思考，善总结，有理性，常创新，才能成为一代大家。

今有学生张美英博士、张洁硕士，将我对妇科的学术传承与临床研究、治疗医案及体会整理成册，予以出版。若藉此能对中医妇科有所裨益，并与同道探索共享，吾甚感欣慰！在此书出版之际，寥寥数语，对广大读者及我的传承工作室全体同学一并表示感谢！

陈宝贵

2021年8月

目录
Mulu

第一部分

陈宝贵妇科学术思想

陈宝贵，全国首届名中医，从医50余载，师从张锡纯的关门弟子柳学洙，致力于中西汇通学派的传承与创新，积极挖掘整理中西汇通学术思想，创立中西汇通医社，成立陈宝贵全国名中医传承工作室，带领学生不断临证、思考、总结、创新，对妇科疾病的理论以《黄帝内经》为指导，治方选药则深受《医学衷中参西录》《傅青主女科》《医林锥指》的影响，与时俱进，结合多年临床形成相对完整的学术思想。

1. 学术渊源

女性由于经、带、胎、产等独特的生理活动而形成特殊体质，在发病原因及其机理方面有其特殊性。《素问·上古天真论》中有云："地道不通，故形坏而无子也……今五脏皆衰，筋骨解堕，天癸尽矣，故发鬓白，身体重，行步不正，而无子耳。"是言，不育不孕，治肾为要，无子之原由，在乎肾气之衰也。气盛者天癸按时而至，精血充盛，自能有子；若夫肾气虚衰，则天癸不能按时而至，或至而不盛，或精血不充，或冲任不通，又焉能有子！即或成孕，由于气血薄弱，亦易夭折。《灵枢·决气》云："两神相搏，合而成形，常先身生，是谓精。"先天之精与生俱来，源于父母，父母生殖之精结合，共同构成了胎元。故《类经》有云："故人之生也，必合阴阳之气，构父母之精，两精相搏，形神乃成。"胎元的形成，有赖于父精母血，胚胎的形成以父精母血、阴阳两性结合为根本，阴阳互根互用，阳主外，父之阳精化生阳气以外卫，阴主内，母之阴血构成胎元的物质基础。故《黄帝内经》提出种种不孕之故，非女子一端，而要男精女血、父母阴阳之气充盛，方能有子。《女科经纶》有云："种子之道……一曰择地，地者，母血是也；二曰养种，种者，父精是也。"因此，《黄帝内经》以为胎孕生育，需阳道强健不衰，且阴癸应候不愆，精血凝合，阴阳交畅，血气充盛。若父精母血亏虚，则可致不孕不育。《素问·上古天真论》云："月事以时下，故有子。"若胞宫精气失充，月事不调，则胎孕失养，甚则孕育艰涩。临床上可见月经不调之先期量多或后期量少、子宫偏小等症，或见辅助生殖技术中，胚胎移植手术前子宫内膜壁薄、子宫内膜容受性下降等，致女性不孕、移植失败、生化妊娠或难免性流产等，临证多以调理胞宫、疏养胞脉为主。《素问·阴阳别论》中"二阳之病发心脾，有不得隐曲，女子不月"之语，指出"妇人脾胃久虚，或形羸气血俱衰而致经行断绝不行……病名曰血枯经绝，宜泻胃之燥热，补益气血，经自行矣"。对于女子经漏，认为其"皆为脾胃有亏，下陷于肾，与相火相合，湿热下迫，经漏不止……宜大补脾胃而升举血气"。七情主要内伤五脏而致病，凡突然、强烈或长时期的精神刺激等，均可引起机体的阴阳失调，血气不和，脏腑功能失常，或进而影响冲任而引发妇产科疾病。七情之中，尤以忧、怒、悲、恐影响较著。这些在《黄帝内经》中有较多论述，即郁怒伤肝，肝气失于调畅而横逆，可致月经失调、痛经、月经过多、经行吐衄等；忧思过度则伤脾，脾为气血生化之源，又为统血之脏，脾气耗损，可致月经失调、闭经、崩漏等；悲哀太甚则伤肺，肺主一身之气，气道不宣，血亦随之而不调畅，可致月经不调等病。《素问·举痛论》指出："寒气入经而稽迟，泣而不行，客于脉外则血少，客于脉中则气不通，故卒然而痛。"妇女"以血为本"，外因寒、热、湿邪易与血相搏而导致妇产科诸症，如月经不调、痛经、闭经、产后身痛等。《素问·痹论》说："痛者，寒气多也，有寒故痛也。"指出寒为阴邪，性主收引、凝聚，能抑遏阳气，致血运不畅，胞脉阻滞，引发妇科痛症。而热邪侵害女性，则会出现月经过多、崩漏、产后恶露不绝、经行吐衄、产后腹痛及其他急性妇产科热症等。《素问·本病论》曰："民病上热，喘嗽血溢。"《灵枢·痈疽》说："大热不止，热胜则肉腐，肉腐则为脓。"因热为阳邪，其性炎上，能耗气伤津，甚则损伤血络，迫血妄行，故引起妇产科出血及带下恶臭诸症。《素问·太阴阳明论》曰："伤于湿者，下先受之。"《灵枢·邪气脏腑病形》曰："身半已下者，湿中之也。"湿邪致病，可见带下增多，或经前泄泻，或月经前后浮肿，孕期则见肢体浮肿、胎水肿满等。《素问·骨空论》："冲脉为病，逆气里急。督脉为病……为冲疝；其女子不孕、癃、痔、遗溺、嗌干。"论述了冲、任、督脉的常见病证。冲、任、督脉皆属奇经，在人体生理病理上具有重要作用。因冲为血海，任脉承任一身之阴，督脉总督一身之阳，故调补冲任为治疗妇科疾病的常用方法。

综上，妇科的病因责之于脏腑肾、脾、肝，奇经冲、任、督、带，病理因素为寒凝、湿热、气滞、血瘀、痰凝，治疗以补肾、健脾、疏肝、温经散寒、化瘀散结为主。

2. 学术传承

2.1 衷中参西、固冲寿胎

陈宝贵教授跟随张锡纯的关门弟子柳学洙先生学习，同吃同住10年，致力于传承张锡纯先生的学术思想与临证经验，尤其对于《医学衷中参西录》中分别治疗崩漏和习惯性流产的固冲汤和寿胎丸，临证运用广泛，加减变化灵活，治疗效果突出。

崩漏是妇女非行经期间阴道出血的总称。临床以阴道出血为其主要表现。来势急，出血量多称崩；出血量少或淋漓不断称漏。西医的功能失调性子宫出血、女性生殖器炎症、肿瘤等所出现的阴道出血，皆属崩漏范畴。崩漏是妇女月经病中较为严重、复杂的一个病证。本病以青春期、更年期妇女多见，多因血热、气虚、肝肾阴虚、血瘀、气郁等损及冲任，冲任气虚不摄所致。治崩要以止血为先，以防晕厥虚脱，待血少或血止后，可审因论治，亦即急则治其标，缓则治其本。

固冲汤出自《医学衷中参西录》，其药物组成：炒白术一两（30 g）、生黄芪六钱（18 g）、煅龙骨八钱（24 g）、煅牡蛎八钱（24 g）、山茱萸八钱（24 g）、生杭芍四钱（12 g）、海螵蛸四钱（12 g）、茜草三钱（9 g）、棕榈炭二钱（6 g）、五倍子五分（1.5 g轧细，药汁冲服）。具有补气健脾、固冲摄血之功效，适用于脾肾亏虚、冲任不固。临床多用于治疗功能失调性子宫出血、月经过多、淋漓不尽、产后出血过多等属脾肾两虚、冲任不固者。张锡纯说："然当其血大下之后，血脱而气亦随之下脱……此证诚至危急之病也。"此时治疗应以补气健脾益肾治其本，固冲摄血治其标。固冲汤中的炒白术补气健脾；山茱萸既能补益肝肾，又能收敛固涩，故重用以为君药。黄芪既善补气，又善升举，尤善治流血崩漏；龙骨味甘涩，牡蛎咸涩收敛，合用以"收敛元气，固涩滑脱"，治女子崩带，且龙、牡煅用，收涩之力更强，共为臣药以助君药补气健脾，收涩止血。生杭芍味酸收敛，能补益肝肾，养血敛阴；棕榈炭、五倍子味涩收敛，善收敛止血；海螵蛸、茜草固摄下焦，既能止血，又能化瘀，使血止而无留瘀之弊，以上共为佐药。诸药合用，共奏益气健脾，固冲摄血之功。

习惯性流产是妇科的疑难病症。陈宝贵教授曾跟随中西汇通学派创始人张锡纯的弟子柳学洙侍诊10年，对应用寿胎加味丸治疗习惯性流产进行了较深入的研究。陈宝贵教授在继承张锡纯之寿胎丸治疗习惯性流产的学术思想基础上，提出"母子双补治疗习惯性流产"的观点，临床取得较显著的疗效。

中医学认为，流产的主要原因是母体脏腑虚弱，气血失调，以致胎元不固，尤其与先天肾气的盛衰、后天脾胃的滋养及血热、血瘀等有关。结合多年临证经验，陈宝贵教授强调指出，肾主生殖，女子肾脏系于胎，肾气是母之真气、子之所系也，胎儿的形成，依赖于母体肾气的充实。张锡纯在《医学衷中参西录》中指出："胎在母腹，若果善吸其母之气化，自无下坠之虞。且男女生育，皆赖于肾脏作强……故肾旺而能荫胎也。"胎元的牢固，依赖肾的封藏，肾的封藏正常，则胎元自能正常生长发育。而且，胎儿能在母体内正常地生长发育和成熟，还须胎儿本身健康，有能力吸取母体的精气。母子任何一方不正常都可造成胎动不安、胎漏或堕胎、小产，甚则引起屡孕屡堕，而成滑胎。《景岳全书》亦载："且胎养十月，经养各有所主，所以屡见小产堕胎者，多在三个月及五个月至七个月之间，而下次之堕，必如期复然。且以先次伤此一经，而再值此经，则遇阙不能过矣，况妇人肾以系胞，而腰为肾之府。"陈宝贵教授结合《医学衷中参西录》所载之"流产为妇人恒有之病，而方书所载保胎之方，未有用之必效者。诚以保胎所用之药，当注重于胎，以变化胎之性情气质，使之善吸其母之气化以自养，自无流产之虞。若但补助妊妇，使其气血壮旺固摄，以为母强自能荫子，此又非熟筹完全也"及"于以知或流产，或不流产，不尽关于妊妇身体之强弱，实兼视所受之胎善吸取其母之气化否也"的论述。陈宝贵教授通过随柳老侍诊和自己50余年临证经验，提出治疗习惯性流产需"母子双补"的观点，应用此观点指导用药，明显提高中医药治疗习惯性流产的疗效。陈宝贵教授针对此病预后指出，习惯性流产一证，漏血不止而脉数者，难保。若药后漏血虽未止，但脉由数转缓者为有望，血止脉缓者，则胎固无忧矣。

陈宝贵教授指出，保胎之法虽多，但总以固肾为主。临证时，多以寿胎丸加减。若见胎漏下血，则改用杜仲炭以止血。杜仲合续断，乃陈宝贵教授治疗保胎常用药对；若见阴虚小腹作痛，则临证多加用枸杞子，盖其色红似血，入肝肾经，善滋补肝肾，益精养血，善治虚劳精亏、腰膝酸痛；若见恶心呕吐、脘痞不饥、舌苔白腻等湿浊中阻所致之妊娠恶阻、胎动不安，则佐用砂仁以化湿开胃，理气安胎。流产反复发作，患者多有焦虑、恐惧、精神紧张等症状，忧思伤脾，惊恐伤肾，更易损肾气，加剧胎元不固，此亦是病情缠绵难愈的因素之一。除给予药物治疗外，配合心理治疗，解除患者紧张情绪，使其心理状态良好，也是不可忽视的一环。陈宝贵教授指出，中医学善用取类比象的方法解释生理病理的诸多问题。寿胎丸中的药物，亦可用此理论浅释。菟丝子，自身本无强大根系，却能够缠绕在豆类等植物的茎上，大片、快速繁殖，使得整块土地都是黄灿灿的菟丝子，而没有了豆类植物的影子；桑寄生根不着土，寄生于桑树上，最善吸收桑树的养料以濡其身，亦犹胎之寄母胞中，血气相同，气类相感，故能使胎强壮。所以，二者均具有帮助胎儿从母体吸取营养的功能。续断，顾名思义，可把断了的东西接起来，而滑胎也恰如胎儿与母体断开联系，所以用续断来治。而阿胶，恰如张锡纯先生所解释："驴历十二月始生，较他物独迟，以其迟能挽流产之类，故也是安胎不可少之品"陈宝贵教授认为，对于一般胎漏、胎动不安、胎萎不长，乃至肾虚不孕，皆可以寿胎加味丸为基础方，再根据病情，或佐以清热药，或佐以养血药，或佐以补气药，加减治疗，多能取效。但习惯性流产的原因是多样的，对于营养不良胎儿的流产，适合用寿胎丸加减；对于其他原因引起的流产，则应根据患者的基本体质，结合其孕产情况以及反映出的临床症状详细辨析，不能生搬硬套，以为此方主治滑胎，就用它来治疗一切滑胎之疾病。临证之时一定要"谨守病机，各司其属，有者求之，无者求之"，切忌不加辨证地一味滋补，或不分情况地妄用安胎之剂。

2.2 传承傅山，完带易黄

陈宝贵教授在对妇科病的辨治中，尤其带下病，深受《傅青主女科》的启发和影响，他经过系统的学习和临床实践，对其带下病的学术思想及治方用药进行了很好的传承和创新，尤以完带汤和易黄汤为代表。

《素问·至真要大论》谓："诸湿肿满，皆属于脾。"脾主运化水湿，脾虚则气不化津，津液不化，水湿内生，而湿性重浊，其性趋下，下注下焦，则表现为带下病。肝脾为相克关系，肝木不疏，最易克土，肝木克土，脾土更虚，湿土下陷，进一步加重带下，故带下病的核心病机为湿邪，病因多离不开脾气之虚、肝气之郁。李东垣以脾虚辨带，指出带下与脾胃虚弱相关；朱丹溪主张湿痰致带下；傅青主在前人论述的基础上，提出"带下俱是湿症"，首次明确指出湿邪是导致带下病的核心病因病机，并以"湿"为核心病因病机论治带下病，临床收效显著，为后世医家所普遍认同。湿邪不外乎内湿和外湿，或因外感寒湿之邪，或因房劳过度、饮食所伤而脾虚生湿，抑或肝气不疏，肝木克土，湿邪内生，下注下焦，发为带下。对此，陈宝贵教授深以为然，并紧抓湿邪、脾虚、肝郁，对症加减用药。

《傅青主女科·带下病》以五色分五带，五带对应五证，五证对应五方。白带病机为肝郁气虚，立法当以补脾疏肝为要，方选完带汤。人参、山药补气健脾；白术、苍术健脾燥湿；车前子利湿；陈皮、荆芥、柴胡疏肝解郁。肝木不克土，脾气健而化湿，补于散之中，消于升之中，补而不滞，散而不燥。青带则因肝经湿热所致，故当清解肝经湿热，选用加减逍遥散。茵陈、栀子清热利湿；茯苓健脾除湿；柴胡、陈皮疏肝理气；白芍柔肝。肝气得疏，湿热得清。黄带因任脉湿热，热邪存于下焦之间，津液不化精而反化湿所致，治法当以固肾止带，清热祛湿，方选易黄汤。山药、芡实补任脉之虚，利水；黄柏清虚热，清肾中之火，解任脉之热；白果引药归任脉。全方重补涩，辅以清利之品。黑带则因火结于下而不炎于上所致，治法当以泄火为要，方用利火汤。大黄、黄连、栀子、石膏、知母清热泄火；茯苓、白术健脾利湿；车前子、刘寄奴、王不留行利湿。全方泄火利湿，火去而带自除。赤带因肝经郁火内炽，下克脾土，致湿热蕴于带脉，治以清肝火，扶脾气，方用清肝止淋汤。生地黄、当归、阿胶、牛膝补益肝血，血旺而制火；香附理气；黄柏、牡丹皮清热燥湿；白芍平肝。肝气得疏，自不克土，脾土自旺。从药物组成来看，茯苓、白术、山药3味药在五方中用药频数较多，由此可见，健脾益气以祛湿止带为傅氏诊治带下病的主要治法。其次用药较多的是柴胡、陈皮、白芍，为疏肝柔肝理气之品；肝气得疏，则脾气自旺，脾旺则湿去。再者使用较多的中药有黄柏、栀子、车前子之类，以清热燥湿止带，治湿热带下。

完带汤药物组成：土炒白术30 g、炒山药30 g、人参6 g、酒炒白芍15 g、酒炒车前子9 g、制苍术6 g、甘草3 g、陈皮1.5 g、黑芥穗1.5 g、柴胡1.8 g。傅青主认为"脾胃肝三经同治之法，寓补于散之中，寄消于升之内，升提肝木之气，则肝血不燥，何至下克脾土，补益脾土之元，则脾气不湿，何难分消水气"。故方用白术、山药、党参健脾补中，白术兼以燥湿，辅以苍术、白扁豆、陈皮燥湿运脾理气，车前子加薏苡仁以利水去湿，白芍、柴胡少量以防虚弱之脾土被肝木所侮，更有理气升阳之功，有肝郁之证者用量可大，以疏肝解郁，加白果以强收涩止带的作用，加黄芪以助益气之力，甘草调和诸药、益气和中，诸药合用共奏健脾益气、升阳除湿之效，以达止带之目的。陈宝贵教授临证加减，带下日久量多、滑脱不止者，加龙骨、牡蛎、海螵蛸以固涩止带；脾虚及肾腰痛者，加续断、杜仲以温补肾阳；四肢不温、畏寒怕冷者，加干姜、附子以温阳祛寒；腹中冷痛者，加香附、艾叶以温经止痛；带下色红或有血丝者，加黑芥穗、茜草以止血；带下色微黄，脾虚症状仍存而无湿热征象者，以上方稍加黄柏以防湿从热化。

易黄汤药物组成：炒山药30 g、炒芡实30 g、盐水炒黄柏6 g、酒炒车前子3 g、白果碎10枚。方中重用炒山药、炒芡实补脾益肾，固涩止带，《本草求真》谓"山药之补，本有过于芡实，而芡实之涩，更有甚于山药"，傅青主认为此二药"专补任脉之虚，又能利水"，故共为君药。白果收涩止带，兼除湿热，傅青主谓其能引药"入任脉之中"，使止带之功"更为便捷"，故为臣药。

肾与任脉相通，用黄柏清肾中之火，以解任脉之热，再以车前子清热利湿，二药合用则热邪得清，湿有去路，共为佐药。诸药合用，重在补涩，辅以清利，使肾虚得复，热清湿祛，则带下自愈。陈宝贵教授临证加减，若伴有头晕乏力、神疲体倦、脉弱者，加黄芪15～30 g、人参15 g；伴有腹胀者，加厚朴、枳壳各10 g；伴有心悸者，加葛根15 g、丹参15 g；伴有腰背酸困者，加续断15 g、桑寄生15 g、枸杞30 g；伴有痛甚者，选加延胡索10 g、川楝子10 g；伴有口苦心烦、胁痛、尿黄者，加柴胡10 g、龙胆草10 g、山栀10 g、黄芩10 g；伴有月经不调、痛经者，加香附15 g、益母草30 g、当归10 g；伴有阴痒者，加苦参10 g、黄柏6 g、蛇床子10 g；湿甚者，加赤小豆20 g、薏苡仁60 g；湿热化毒、带下热臭色黄者，加大血藤15 g、蒲公英15 g；赤带者，加牡丹皮10 g、赤芍10 g；阴虚发热者，加青蒿10 g、地骨皮15 g。

陈宝贵教授强调，带下病以带下增多为主要症状，临床必须辨证与辨病相结合进行诊治。西医妇科疾病，如阴道炎、宫颈炎、盆腔炎及肿瘤等均可见带下量多，应明确诊断后按带下病辨证施治，必要时应进行妇科检查及排癌检查，避免贻误病情。

2.3 医林锥指，产后发热

陈宝贵教授跟随恩师柳学洙先生吃住10年，侍诊的同时，夜以继日地协助整理著作《医林锥指》，其中，《产后发热证治辑要》单设大幅篇章，论述历代医家对产后病的认识，并结合自己的临床经验，在按语中直接阐述相关的机理。经过整理此书，陈宝贵教授系统地学习了产后发热的诊治，为临床奠定了坚实的基础。

重点内容摘录如下：

产后提出三病为纲，非谓产后只此三病。痉在原书《痉湿暍》篇中，分痉病有刚痉与柔痉。症状是项背强直，角弓反张，头向后屈，仰面不俯，四肢诸筋，强直拘挛，屈而不伸，腹部陷没如舟状，牙关紧闭，两目上窜。《金匮今释》说，脑脊髓膜炎和破伤风都有这些症状。此在产后，因产道创面感染破伤风菌所致。前人限于时代，不知细菌学，见新产之后，气血骤虚，故便认为血虚是主因，见其有抽搐，则认为外受风邪，乃根据《内经》"诸暴强直，皆属于风"和"邪之所凑，其气必虚"而来，然大多都不主张用散风药。虽然《金匮》治痉之方多用麻黄、桂枝、葛根等药，徐灵胎则直言"虚者竟无治法，《金匮》诸方，见效绝少"。张景岳谓为血燥、血枯，宜大补气血；尤在泾谓三大证皆为亡血伤液；吴鞠通引叶香岩内风动之说，补出脉象及应用的方剂。何廉臣使用三甲复脉汤治产后痉厥，取得疗效，证明吴鞠通说自己订的方应手而效，不是虚夸。我曾治过许姓一例，产后五、六天发痉，用小定风珠即效。然在这以前见过多例，几乎无一治愈者。发痉距离产后日期越近，预后越不良。有姚、程二人，产后第二天患痉，第三天即死去。一阎姓延至十余天，一张姓延至二十余天都未治好。一例钱姓，某医治以蜈蚣、全蝎等药，幸未殒命，然肌肉僵板笨滞，不似病前灵便了。一例于姓，一老医生用丸药治愈，其方密不告人，但云内有巴豆霜，患者服后，大便泄几次，又见了一些瘀血。新生儿破伤风，与此同一病因。今则普遍用新法接生，此病已极罕见。又余无言之蝉衣酒，未经用过，不知果能如其所说之十治十验否！

郁冒，综合诸家之说，其病可分为两类，一为下血多而骤虚，一为血下少而上逆。辨证当从丹波元简所论。此后世多称为血晕或血厥，颇似近世之产科休克，如羊水栓塞、胎儿母体自发性输血、血栓栓塞、气体栓塞、产后血管舒缩性虚脱等。见过一例，竟来不及抢救而顷刻死亡。巢源所说之烦闷不止则毙人，当即指此类型。

....

下瘀血汤，主治瘀血著脐下，其辨证应从陆渊雷所讲的几项诊法。

按丸药的剂量，旧制一般重 10 g 至 15 g，方内桃仁、蟅虫全是个数，每丸约用大黄 4 g。酒煮，应是黄酒。男性瘀血亦可服。

又尝见刘山林治瘀血闭经，用醋炒大黄、三棱、莪术各 10 g、轧面，分三次服，一剂月经即通。

....

高鼓峰所治患者产后发热口渴，胁痛狂叫，非虚证。虚痛势缓，实痛不可忍故狂叫。更有脉形洪大而数，虽有鲜血奔注，仍是实证。大黄用醋炒，可缓其攻下之力。干漆有毒，炮制法谓宜炒到烟净。实则大黄桃仁化瘀力已不弱，王[①]云干漆可删，极是。丹溪治产后病，非都用补剂也。其宜大补气血之说，或针对某病而言？余友孙雨亭先生治一产妇恶露与小溲均少而小腹疼痛，用生化汤合五苓散，一剂轻，二剂愈。

《玉台》治侯姓妇，用姜桂与大补阴丸，甚合缓治之理。虎

---

① 王即王士雄。

杖汤：虎杖根洗净剉一合，以水五合，煎一合，去滓。入乳香、麝香少许服之。治沙石淋。卫姓妇为冬温伏气与瘀血凝结而流注下肢，故用凉血通瘀解毒获效。虽未出方，当不外生地、元参、丹皮、丹参、栀子、银花、小蓟、天花粉、元胡、泽兰、青蒿、丝瓜络、桑枝之类。

叶香岩云："产后当气血沸腾之候，最多空窦，邪气必乘虚内陷。"《类证治裁》中之巢氏为温邪化热袭入下焦，迫血下行色如豆汁而复纂间糜损，初方给以凉血养阴稍参豆豉和解，服后血稀热减；次方减知母之寒阿胶之腻，加入轻扬之竹叶，遂得汗而脉静身凉。卫姓妇和巢氏两例，一为冬温伏气热瘀搏结流注于下肢；一为温热下陷迫血下行并发纂间糜损。既属于温病范畴，自宜用凉血养阴法酌加解毒通络或轻剂和解，第二条[1]之小柴胡，本条[2]之大承气皆不可用。

…………

产后体力亏虚，若有结积应下证即下之，如前条之大承气，有表证宜汗即汗之，如前之阳旦汤；有热证宜清即清之，如本节之竹皮大丸。然人之常情，多拘于产后宜温宜补，恐惧石膏之寒，本方合成丸，每丸含石膏量约3克，且有桂枝之温，枣肉之补相为辅佐。果证如经文所论，可径服之，勿作过多顾虑。然必须认

---

[1] 第二条即产妇郁冒，其脉微弱，呕不能食、大便反坚，但头汗出。所以然者，血虚而厥，厥而必冒。冒家欲时，必大汗出。以血虚下厥，孤阳上出，故头汗出。所以产妇喜汗出者，亡阴血虚，阳气独盛。故当汗出，阴阳乃复，大便坚。呕不能食，小柴胡汤主之。

[2] 本条即产后七八日，无太阳证，小腹坚痛，恶露不尽，不大便，烦躁发热，切脉微实，再滏发热，日晡时烦躁者，不食，良则谵语，至夜即愈，宜大头方之也。

证准确。附录王、戴二案，一虚一实，处理各异，可以对勘。叶案四例，皆有发热呕恶，但无实热，故未用《金匮》方。以见立方之关键，首在辨证。

…………

壮热神昏，口渴苔黄，脉洪数，都属实热。洞泻如火，乃大便热如火，非下利清谷，亦非大孔如洞，也属实热，即所谓协热下利也。不用白头翁加胶草，而加石膏、犀角、银花等药者，为其热实，非虚极也。治疗至百日，始终主持清营解热，后又复入解毒而获痊愈。非于医学修养有素，绝难有此坚定胆识。张山雷先生尝言孟英书医案最好，陆士谔先生亦极称许孟英医案，非阿其所好也。

又按：产后下利虚极用白头翁加胶草汤，未叙出湿热证状，曹颖甫氏谓仲景失辞，诚然。一沤早年治一杨氏妇，三十余岁，产后七天，下痢红白，一天七八次，腹痛发热，不思食，脉虚数。用白头翁加胶草汤更加石菖蒲、石莲子，三剂痊愈。《本草》载石菖蒲、石莲子治噤口痢。

小结：产后气血多虚，故都要给产后增加营养，以使其体力尽早恢复。若患病，也应先照顾到虚弱的一面，然后再查明其致病的原因，而给以对证的药物。《金匮》本篇，先叙产后三病，三病皆属于血虚液亏，历代注家补出治法。次叙其变证，或宜下，或宜清，或宜汗解，或宜化瘀，则不尽拘于产后虚弱而顾虑重重，不敢放胆用药。但在治变证时，究应十分审慎，不宜率尔从事。张生甫《医学达变》云：虽云产后忧惊劳倦，气血暴虚，诸症乘虚易犯，何可胜数。如有食毋专消导；有气毋专耗散；热不可任用芩、连；寒不可概施桂、附；寒则血块瘀痛；热则新血妄行。见表证而轻用麻黄，是重竭其阳；见里证而率用承气，是重亡其阴。耳聋胁痛，或肾虚恶露之停，休用柴胡；谵语多汗，恐元弱似邪之症，非同胃实。厥有元气之衰，非大补不能回阳起弱；痉或阴血之虚，非滋荣不能舒筋而活络。乍寒乍热恐类疟，若以疟治，迁延难愈；言语无伦病似邪，若以邪治，转防增变。一应耗气破血之品，汗吐攻下之法，纵宜施诸壮实，岂宜概施胎产等说，原颇近理堪听，然亦当权其缓急轻重，何可尽拘。盖体虚苟患实邪，亦属虚中实证，祛邪即所以安正，所谓急则治其标也。不然邪不祛则正更虚，姑息适以养奸，因循反致延误。只须认证明确，施治对证，至必要时，虽汗下攻破等剂，在所不忌，但勿过责可耳。谓余不信，试观《金匮·产后篇》治郁冒解后，发热胃实者宜大承气汤；又治腹痛恶露不尽，脉微实便闭，日晡烦热更甚，食则谵语，至夜愈，宜大承气汤；又治腹痛枳实芍药散不愈，为有瘀血著脐下，宜下瘀血汤；以及中风发热面赤，喘而头痛用竹叶汤。此非汗下攻破之剂，产后未可尽拘之明证乎？经曰："有故无殒，亦无殒也，大积大聚，衰其大半而止。"妊娠且从权宜，则产后亦从可想矣。张氏这段文章，也是先言其常，后言其变。"权变"即通权达变，可作《金匮》本篇的总结。

2.4　医论医话，论治痛经

陈宝贵教授强调，痛经与肝、脾、肾各脏功能失调有着密切的关系，尤其与脾的关系最为密切。女子以肝为先天，以血为用，血是女子各项生理活动的物质基础，而肝藏血，可调节女子月经周期性的来潮，所以认为肝脏与人体生理周期密切相关，与女子的生理周期关系更为密切。肝脏功能失调常常表现为肝血虚，治疗上也常常采用益气养血的方法。肾为先天之本，藏精，主生殖。经水出诸肾，故肾与女子的月经有着极为密切的关系。肾的功能发生异常，则会引起女子月经紊乱。且"女子七岁，肾气盛，齿更发长……七七任脉虚，太冲脉衰少，天癸竭，地道不通，故形坏而无子也"，说明肾主导着女子的生长壮老，如肾的功能发生异常，则会危害女子身体各阶段的健康。治疗上常常采用补肾温阳的方法。脾为后天之本，气血生化之源，若后天不足，则精血匮乏，妇女生理活动就会受影响，容易产生各种疾病。"内伤脾胃，百病由生"，故健脾益气对维持妇女身体健康有着重要的作用。

陈宝贵教授根据多年临床经验总结青少年多肾气未充，先天不足，多从肾论治，以补肾通经，常用枸杞、淫羊藿、巴戟天、鹿角胶、菟丝子、桑寄生等中药配伍加减；中年妇女痛经多由于情绪急躁、肝气郁结，故从肝论治，采用逍遥散加减；绝经期妇女多由于气血亏虚，不荣则痛，多从脾论治，尤其重视治脾，常常运用四君子汤合四物汤加减治疗，常用药物有党参、黄芪、白术、当归、赤芍、白芍、生地黄、熟地黄等，兼肾虚者常加菟丝子、山茱萸、牛膝等；兼气滞者常加柴胡、郁金等；夹痰者常加瓜蒌、浙贝母等；夹湿者常加薏苡仁、白扁豆等；兼热毒者常加半枝莲、白花蛇舌草等；兼风热者常加金银花、连翘、桑叶、菊花等。四君子汤益气健脾，主治脾胃气虚，运化无力。方中人参益气，健脾养胃；白术健脾燥湿；茯苓健脾渗湿；甘草益气补中，调和诸药。四物汤补血和血，主治一切血虚证，如血虚血瘀所致月经不调、量少或经闭不行、痛经。方中熟地黄补血滋阴，兼养胞宫；当归补血养肝，和血调经；白芍养血柔肝和阴；川芎行气活血，止痛，使补而不滞。方中熟地黄、白芍为阴柔之品，与辛温的当归、川芎相配，共奏补血而不滞血、和血而不伤正之功。据现代药理研究，四物汤中当归的水溶性、非挥发性、结晶性成分能使子宫肌松弛，并有镇静、镇痛作用，故当归为治疗痛经的要药。白芍所含芍药苷具有较好的解痉、镇痛、镇静、降压、解热及消炎作用；熟地黄含地黄素、维生素A类物质，有强心、利尿、抗过敏等作用；川芎对延脑的血管运动中枢有兴奋作用，能直接扩张周围血管，使周围血管血流量增加。四物汤可纠正贫血，抑制子宫自发运动。治疗得法，屡试不爽。

3. 学术思想

陈宝贵教授在《黄帝内经》关于妇科病因病机的指导下，认为妇科的经、带、胎、产既与脏腑先天肾精之虚衰、后天脾胃气血之虚损、肝气之疏泄，密不可分，又与外感寒湿、湿热，及气滞、血瘀、痰凝等病理因素相关。针对于此，在治疗上，陈宝贵教授提出中西汇通、精准辨证、精准配伍、精准配比原则。以补肾为本，治疗不孕不育、习惯性流产、更年期综合征等；以疏肝为要，治疗痛经、乳腺增生、卵巢囊肿等；以健脾为务，治疗月经过少、闭经、多囊卵巢综合征等；以温经散寒、祛瘀散结为标，治疗痛经、不孕、子宫肌瘤、乳腺增生等；调冲任，治疗崩漏、月经过多、月经提前等；固肾止带、清热祛湿，治疗宫颈炎、阴道炎等。这些学术思想既根源于中医的基本理论，又结合了临床的辨治经验，对妇科疾病的科研及临床有着重要的指导意义。

3.1 中西汇通

中西汇通派是以张锡纯、柳学洙、陈宝贵、陈宝贵弟子及学生为传承脉络的一个医学流派。该流派以中西医汇通为主要研究方向，强调中西医各有所长，在理论上寻找两种医学契合点，以探索中西医融合之路。从张锡纯先生的衷中参西到柳学洙先生的中西医结合，再到陈宝贵、陈宝贵弟子及学生探索的中西医融合，经过四代人不懈努力，该流派对中西汇通派有了较深的认识，在天津地区乃至全国都有了一定的影响。张锡纯妇科病的学术思想及创制方剂、用药特色，是流派传承的重要组成部分之一。

陈宝贵教授继承并发扬了师之经验及学术思想，其医技在全国享有声誉。他从医50余载，强调学习中医经典著作的重要性，提倡利用现代医疗科技及手段，寻找中西医理论上的契合点，探索中西医融合之路，建立了全国第一家也是唯一一家由张锡纯再传弟子领衔的国家级名老中医工作室，带领张锡纯中西汇通派学术研究团队，高擎中西医融合的大旗，着力于继承、致力于临床、发力于科研，是当今国内研究该流派的代表人物和中坚力量，也是中医学界的幸事、福事。

陈宝贵教授提出，中西汇通，以治愈疾病为正法，先以西医之先进科技诊断疾病，再以中医之博大精深除疾病之根本，中西汇通，标本兼顾。西医用药在局部，是重在病之标也；中医用药求原因，是重在病之本也。中西医各有其所短，应该互相参考，取长补短，以治病为根本目标，临床治疗上最好采用中西医结合方案，中医不妨取西医之所长，以补中医之所短。

3.2　三统一、三精准

陈宝贵教授重经典、重疗效、重创新，在传统的"衷中参西"理论之上，以中医辨证论治为基础，参以现代西医先进的诊疗手段与治疗方法，在临床治疗中提炼形成了完整的临证诊疗思维——"三统一""三精准""三效关系"，对临床辨证论治、遣方用药具有重要的指导意义。

3.2.1　人与自然的统一

人类生活于自然中，脏腑经络之气与自然五运六气相通应。陈宝贵教授认为人类的发展变化与自然息息相关，有着统一的本原和规律，因此临证思辨时需综合考虑五运六气、地理特征、社会因素等对人体的影响。临证时，强调调节人体气化与自然时序、空间，以与时势相适应，道法自然，顺应自然万物的生化时序和趋势演变。在妇科病的诊治中，遵循此法治疗不孕，要考虑人们生活的地理环境，辨证用药。北方冬天气候寒冷，寒凝胞宫多见，予以温经散寒之温经汤；南方气候多雨多湿，痰湿是主要病理因素，予以化痰祛湿之加减平胃散。

3.2.2　人体整体的统一

人体以五脏六腑为核心，精气血津液为物质基础，通过经络使脏与脏、脏与腑、腑与腑密切联系，并与五官九窍、四肢百骸，构成一个统一的有机整体，此即"五脏一体观"。联系现代研究理论，五脏中每一脏的功能是在神经—内分泌—免疫等系统之间共有的递质、激素、细胞因子等信息物质的传递下，对人体各系统、各器官、多细胞进行多层次的相互调节和整合。陈宝贵教授认为"有诸内，必形诸于外"。因此诊疗时，需要通过人体外在器官和形态神色，"司外揣内"与"司内揣外"，以推断内在脏腑的变化，把握疾病的本质和发生发展趋势。比如，陈宝贵教授认为多囊卵巢综合征是一种妇科内分泌疾病，跟肥胖、压力大、休息不好、内分泌紊乱等方面有关，有性激素水平异常、排卵障碍、月经紊乱等症状表现。患者多数都有痰湿血瘀，以及气滞的表现，这是因为患者爱吃甜食或不爱运动，而中医讲聚湿生痰，尤其是糖类进食过多后更容易生痰。中医用化痰祛湿、活血化瘀的中药调理整体的体质问题，体质改善，卵泡功能则会改善，有月经来潮，就可能顺利怀孕。多囊卵巢综合征主要是与体内激素水平紊乱有关，需要多方面的结合治疗，单一用药没有多大效果，还需要注意饮食，控制体重，以增加药物的敏感性。

3.2.3 人体局部疾病与全身的统一

陈宝贵教授认为人体局部阴阳失衡而发生疾病，但局部疾病与全身变化密切相关，有时过于激进的治疗手段不仅不能调和阴阳，反而会激发疾病的突变，因此姑息治疗常可以维持局部病变与全身的平衡，这种观点深刻反映于其"带瘤生存"理念。陈宝贵教授认为肿瘤不是单纯的局部病变，而是全身性的疾病。人体正气的抗邪能力与癌肿的发生发展变化相关，正气亢盛足以御邪，则邪退病轻；正气衰而不御邪，则邪盛病进；正邪平衡，则肿瘤病变相对稳定。带瘤生存便是正邪达到平衡的一种动态状态。肿瘤治疗的核心是在保证患者生活质量的前提下带瘤生存，控制肿瘤的进展，而非绝对根治肿瘤。因此在肿瘤发展的不同时期需要选择不同的治疗理念，早期原发病变局限，正盛能克癌，则以攻邪为主，主动对病灶进行快速、有效的打击，以防病程进展过快；晚期邪进，病灶转移而见并发症，应以扶正为本，恢复肿瘤局部微环境阴阳平衡以稳定瘤体；终末期应在保证患者生活质量与生存尊严的基础上延长有效生存期。妇科的子宫肌瘤、卵巢囊肿、乳腺结节等治疗，多考虑局部与整体的统一，以扶正祛邪为原则，对症加减。

3.2.4 精准辨证

"证"为中医学特有的识病模式，辨证体现为对病理信息多维分析的思维和识辨过程，是中医的精髓和特色。陈宝贵教授治疗崩漏"谨守病机，各司其属"，辨脏腑归为脾肾，辨气血责为血热、血瘀，确立基本治法为补益脾肾、活血化瘀、清热凉血、调补冲任，用药讲究药少力专，配伍精妙，加减灵活，疗效突出，传承与创新并举，为后世临证提供宝贵的思路与方法。

陈宝贵教授治疗崩漏，认为经期余血未净，崩漏日久，离经之血瘀阻冲任、胞宫，血不归经而妄行，且崩漏日久肝肾亦虚，摄纳无权亦致出血不止。用女贞子、墨旱莲补益肝肾，此二者为平补肝肾之良剂。益母草活血化瘀，为妇科活血之第一要药。三七粉有活血而不出血，止血而不留瘀的特点，具有活血止血的双向调节作用。仙鹤草、血余炭用以止血，甘草调和。如此配伍药少力专，共奏补益肝肾、活血止血作用。若素有肝肾不足，又有瘀阻胞宫，导致月经淋漓不断，崩漏日久进一步损伤肝肾，瘀血不除，崩漏不止，如此反复致使月经时多时少者，治疗时应抓住主症后针对性用药，虽药少，但辨证准确，因而药到病除。腰为肾之府，肾虚则腰痛，因劳累后虚则更甚，故出血增多。经来有血块，舌有瘀点均为有瘀之象。双下肢发凉，酸胀，小腹冷痛，遇热则减，是为下焦虚寒，寒凝经脉，寒遇热则减，治疗以温经散寒为主，经脉温通则腹痛、肢凉可愈。用黄芪补气摄血；炒杜仲、鹿角片、牛膝、女贞子、墨旱莲均为补肾之品，炒杜仲、鹿角片温补肾阳，强腰膝；鹿角片为血肉有情之品，温补作用较强，具有补肾阳、益精血、强筋骨，专治肾虚腰脊冷痛；牛膝为平补肝肾，可引药下行，专治双下肢萎软无力、疼痛；女贞子、墨旱莲滋补肝肾，以补肝肾之阴。补肾为阴阳并补，以阴中求阳，阳中求阴；桂枝、艾叶温经散寒，桂枝走而不守，温通一身之经脉，艾叶以温暖下焦为主，常用于治疗因寒引起的妇科腹痛；三七粉用以活血止血，既能活血又能止血，可以双向调节，出血、瘀血均可应用；丹参活血化瘀，可治疗月经有血块，舌有瘀点瘀斑等；甘草调和诸药。补气补肾的同时给予温经散寒，活血通络，则诸症可愈。一般崩漏患者大多以补气健脾，补益肝肾为主，多是虚为本。若患者证属虚寒，虚的同时兼有寒，应在补虚的同时给予温经散寒。在临床治疗时要辨证准确，才能药到病除，从根本上治愈。

　　因营分积热，扰动血海，血海不宁，血乃下溢而不止。治疗以清热凉血为主，并加用一些止血药兼治标，使尽快热清血止。用生石膏清热泻火；生地黄、牡丹皮、玄参清热凉血，同时生地黄、玄参还能养阴生津，配天花粉、知母清热润燥，并防止热伤阴津。且牡丹皮除了凉血外，还有清血中伏火的作用。加用仙鹤草、地榆炭以止血治其标，甘草调和诸药。清热凉血的同时顾护阴液，防止热盛伤阴，清热凉血的同时合用止血，标本兼顾，使疾病尽快痊愈。

由于血热妄行兼有津伤的表现，故以清热凉血为主，使火降热清，则血不致妄行。用生地黄、天花粉、玄参养阴，可治疗热盛伤阴，热清血止则崩漏可愈。刮宫后月经仍淋漓不止，出血过多致血虚，唇暗、舌暗、舌有瘀斑，出血有血块，可见瘀血征象，是为血虚血瘀，冲任不调。瘀血不化，新血不守，离经而行致漏下不止。用当归、川芎、益母草、没药、桃仁养血活血，祛瘀生新；红花化瘀，少则养血；赤芍、丹参凉血活血化瘀；蒲黄炭活血化瘀而止血；柴胡既能升阳又能疏解血热。养血凉血，活血祛瘀而生新。出血日久，血已虚而又有瘀血阻滞胞宫，使瘀血不除新血不守者，在养血的基础上给予活血化瘀，瘀去则新血生。我们在临床中一看到出血就不敢用活血药，怕出血增多，但有瘀血就一定用活血药，只有瘀去才能新生，这就需要抓住病机，辨证准确。

3.2.5 精准配伍

陈宝贵教授常强调，处方如布阵，用药如用兵，贵精而不在多。想要达到处方精准从而获取佳效，就要学会"精准用药"。对于固冲汤治疗崩漏，临证运用广泛，加减变化灵活，疗效突出。临床中见到崩中漏下或月经过多的属于脾肾两虚而致的均用固冲汤治疗。脾为后天之本，脾气健旺，气血生化有源，则冲脉盛，血海盈。肾为先天之本，肾气健固，封藏有司，则月事能按期而来，适度而止。若脾虚而不摄，肾虚而不固，以致冲脉滑脱，则血下如崩或漏下难止。对于舌淡、边有齿痕，面色无华，疲乏无力之气虚明显者，黄芪可用30～60 g以加大补气摄血之力。如伴有气短，气不接续，可加用柴胡、升麻升举阳气，柴胡可疏肝、升阳，取补中益气之意，配合补气药可增强补气之力。《本草纲目》谓升麻："消斑疹，行瘀血，治阳陷眩运，胸胁虚痛，久泄下利后重，遗浊，带下，崩中，血淋，下血，阴痿足寒。"可见升麻亦可治血崩，用于升举阳气以治疗崩中漏下时用量不宜过大，一般3～6 g即可。如见月经量多鲜红，舌红脉数，为伴有血热者，可加生地黄15～30 g、牡丹皮10～15 g、仙鹤草30～60 g，凉血养阴止血。如月经淋漓不断，有血块，色暗或黑，量少，舌暗或有瘀斑，伴有瘀血者，可加益母草15～30 g、当归10～30 g、桃仁10 g、红花10 g，活血化瘀，使瘀去则血止。如见崩漏不止伴小腹冷痛，四肢凉，经来腹痛，舌淡、边有齿痕，苔白，脉细，伴下焦虚寒者，可加小茴香15 g、延胡索10 g、炮姜10 g、桂枝10 g，以温经散寒。

3.2.6 精准配比

中医处方的"排兵布阵"不仅要选准药，还要用准药的剂量与比例。药物的剂量与配比关系对药物功效的发挥起着非常重要的作用。陈宝贵教授治疗习惯性流产时喜用寿胎丸加味，其中菟丝子每多重用至60 g，因其补肾益精，且性柔润，不峻不燥，培元养胎。遇大汗淋漓、脉浮微弱之阴阳两虚证，多重用山茱萸30 g、炙黄芪50 g以收敛元气，振作精神，固涩滑脱。卒然中风肢体不遂，脉甚弦硬，系肝风内动者，每多重用生龙骨30 g，以期既入气海以固元气，又入肝经以防其疏泄元气，还可入肝敛戢肝木。

3.3 补肾健脾法

中医认为肾藏精，主生殖，为先天之本。精，是人体的基本物质，是生殖的基础。脾主运化，能够运化水谷精微而化生气血，为后天之本。脾胃化生的气血，可充养肾精。肾藏精功能正常，则子宫得肾中精气充养，能正常发挥其生理功能，定期、适时藏泻。脾为后天之本，脾气充足，气血生化有源，运化水谷精微藏于肾中，与肾中先天之精相互滋生，共同维持肾藏精的功能。二者先天与后天相互资生，肾中精气的充盈依赖于脾气所化生的水谷精微的充养与培育，脾的运化功能又依赖于肾的蒸化。在病理方面，若脾肾二脏受损，相互影响，人体先后天皆虚，可引起机体一系列的疾病变化，尤其对现代女性来说，会引起许多妇科疾病。陈宝贵教授受张锡纯先生思想的影响，指出脾肾两虚是许多妇科疾病的核心病机，主张健脾与补肾并重，认为其病位主要在肾，与脾密切相关，病理变化主要是虚证，多为脾肾两虚，气血两虚，尤以肾气虚为主，遂在治疗滑胎与更年期综合征等妇科疾病时提出以补肾健脾为主要治疗原则，屡屡获效。

在治疗滑胎时，正如《女科集略》曰："女子肾脏系于胎，是母之真气，子所系也。若肾气亏损，便不能固摄胎元。"肾虚是胎元不固的重要原因，可致滑胎。陈宝贵教授认为脾肾不足与本病的发生有密切的关系，因肾藏精，主生殖，为先天之本，胞脉者系于肾，是生殖功能的原动力，是人体免疫功能的发源地，肾虚则胎失所系，胎元不固而致滑胎；脾为后天之本，气血生化之源，为机体免疫功能提供物质基础，脾虚则气血化生无源，不能固摄滋养胎元而致滑胎。为防其流产，当以补肾健脾为治疗大法，使先天与后天相互支持，相互促进巩固胎元。临证之时，陈宝贵教授擅以寿胎加味丸加减治疗滑胎。常用药物：菟丝子、桑寄生、续断、杜仲、阿胶、女贞子、墨旱莲。如《医学衷中参西录》所载："由斯而论，愚于千百味药中，得一最善治流产之药，乃菟丝子是也。"其认为菟丝子既益阴精，又助肾阳，使阳生阴长，肾旺自能荫胎。傅青主曰："胞胎之系通于心与肾，而不通于脾，补肾可也，何故补脾？然脾为后天，肾为先天，脾非先天之气不能化，肾非后天之气不能生，补肾而不补脾，则肾之精何以遽生也，是补后天之脾，正所以补先天之肾也。"故以续断、桑寄生配合菟丝子补益肝肾，壮腰以系胎，使胎气强壮，胎元得固而达到保胎养胎之目的。陈宝贵教授临证时喜加用杜仲，多因女子以肝为先天，加之肾虚为患，而杜仲补肝肾、强腰膝而固胎元，用之颇为相宜。因肝为肾之子，肝血充实则肾精充盛，用女贞子、墨旱莲加杜仲以滋肾养肝阴。《神农本草经》中论述阿胶："主……腰腹痛，四肢酸疼，女子下血，安胎。"张锡纯谓其"最善伏藏血脉，滋阴补肾"。阿胶可使冲任血旺而固元安胎。根据临床症状加减，若见胎漏下血，则改用杜仲炭以止血；若见腰痛明显者，加狗脊、巴戟天、覆盆子、枸杞子等补益肝肾，强腰脊；若见恶心呕吐、脘痞不饥、舌苔白腻等湿浊中阻所致之妊娠恶阻，胎动不安，则佐用砂仁以化湿开胃，理气安胎；若脾虚肝旺，腹痛明显者，加白芍、甘草缓急止痛，此二者酸甘化阴，可缓解拘挛疼痛；若胎动下坠明显者，加升麻，或加大黄芪剂量以益气安胎。陈宝贵教授认为，对于一般胎动、胎漏、胎萎不长，乃至肾虚不孕，皆可用寿胎加味丸为基础方，再根据病情，或佐以清热，或佐以养血，或佐以补气加减治疗，多能取效。临证之时一定要"谨守病机，各司其属，有者求之，无者求之"。切忌不加辨证地一味滋补，或不分情况地妄用安胎之剂。

陈宝贵教授认为，更年期综合征隶属于中医绝经前后诸症，病因主要是更年期肾气渐衰，天癸枯竭，冲任衰退，精血不足，阴阳平衡失调，肾阴亏损，阳不潜藏，经脉失于濡养温煦，进而导致心肝功能紊乱。主要病机是肾阴亏虚，肾水匮乏致心火旺盛，肝失调达。肾阴不足，天癸将竭，阴虚内热，阴不维阳，虚阳上越，则潮热汗出；肾水不足，不能上济于心，心火独亢，热扰心神，心肾不交，则出现失眠健忘、月经紊乱、腰膝酸软、潮热多汗、心烦易怒等症，多为肝肾阴虚所致，故治疗以滋养肝肾为主。中老年女性患者多伴有脾虚肝郁等症状，故辅以健脾疏肝。临床多以二至丸与逍遥丸合用，随症加减。常用药物及其功用如下：女贞子、墨旱莲补益肝肾，柴胡、当归、白芍疏肝柔肝，白术、茯苓、姜枣健脾益气，香附、菟丝子活血益肾，浮小麦、生龙骨、牡蛎敛汗养阴。诸药合用可补益肝肾，健脾疏肝，减轻女性更年期出现的症状。在临证之时，伴口干口苦、便秘等症者，加焦栀子、大黄、枳壳等；伴失眠、心烦者，加合欢皮、五味子、淫羊藿、石菖蒲、远志、酸枣仁等；伴汗出、情绪烦躁者，加生龙骨、牡蛎、香附；血虚明显者，加当归、茯苓、白芍等；气血明显者，加黄芪、党参、白术等。在临床治疗更年期患者失眠时，陈宝贵教授常用山茱萸、五味子等收敛之品，取其以敛精之用，用肉苁蓉、墨旱莲、女贞子等以补肾之力，引阳入阴。

3.4 疏肝法

《素问·灵兰秘典论》云："肝者，将军之官，谋虑出焉。"指出肝为将军之官，其气主升主动，能通调中焦气机，调节全身气血津液及神志活动。人体血液的运行有赖于气的推动，因而肝疏泄功能正常，血亦流通无阻，但若肝疏泄失常，即可引起藏血功能失常而导致各种血液方面的病变，如肝郁气滞，气滞则血瘀，气滞于胞宫，可见到女子经行不畅而经血中夹有血块，甚或月经不调、痛经、闭经等。"女子以肝为先天""妇科杂病，偏于肝者居半""肝脏之病，较之他脏为多，而于女子尤甚"，均指出了肝对女子的重要性。陈宝贵教授在治疗妇科疾病时善于从肝论治，治以疏肝为主，同时强调治疗月经不调主要从肝、肾、脾论治，用药应侧重疏肝理气，兼补脾肾；在药物配伍也颇有研究，重在养血而不留瘀，活血而不伤正，药少力专，用药精准，每获良效。

3.4.1 疏肝理气

女子以肝为用，肝主疏泄，性喜条达而恶抑郁，若情志失调，肝郁气滞，血行不畅，瘀阻脉络，可致月经不调。治疗需疏肝理气，方选柴胡疏肝散加减，常用药物柴胡、陈皮、川芎、枳壳、白芍、甘草、香附等。柴胡疏肝解郁，调畅气机，同时又有透热解肌之功，使郁热得以外达；白芍和里止痛，为养阴柔肝、敛阴涵木之佳品，与柴胡相配，散收得宜，共为主药。香附和枳壳同用，一方面，泄脾土之壅滞，调中焦之运化功能；另一方面，又有助于加强疏肝理气、透解郁热之功能。川芎为血中之气药，与白芍配伍，可达养血柔肝之功，与柴胡配伍加强疏肝理气、调和气血之功。甘草为使药，调和诸药。诸药合用，共达疏肝理气，加强运化之功。

3.4.2 疏肝补肾

《诸病源候论》言："肾藏精，精者，血之所成也。"傅青主有言："经水出诸肾，而肝为肾之子，肝郁则肾亦郁。"月经的产生以肾为主导，若先天禀赋不足，或房劳久病，屡孕屡堕，致肾精亏虚，精血乏源，则出现月经过少；肝藏血，主疏泄，肝血下注冲脉，调节月经周期及经量，若情志抑郁，肝气不疏，经脉不畅，冲任不通，则出现月经过少甚或闭经。肝肾同居下焦，精血同源而互生，同为月经的物质基础。陈宝贵教授在临床上多以疏肝肾之气、补肝肾之精血为法治疗月经过少，兼有瘀血之证，佐以化瘀，使精血充盛，肝气调达，气血通畅，经水自旺矣。其常用药物有女贞子、墨旱莲，以滋补肝肾；川芎、香附、柴胡以疏肝理气；益母草、当归以活血调经。如《证治准绳·女科》所说："经水涩少，为虚为涩，虚则补之，涩则濡之。"

3.4.3 疏肝健脾

肝属木，脾属土，木克土，肝郁久则乘脾而致脾胃虚弱。脾胃为气血生化之源，若脾胃亏虚，统摄之力减弱，导致气血运化失常，血海空虚，月经失调。治疗需疏肝健脾，方选逍遥散合归脾汤加减，常用药物有白术、白芍、茯苓、柴胡、甘草、当归、黄芪、党参、龙眼肉、木香等。方中当归具有养血和血之效；柴胡具有疏肝解郁、条达肝气的作用；茯苓、白术、甘草具有健脾益气、使营血生化有源之效；白芍具有养血柔肝之效；生姜具有辛香达郁、温胃和中作用，诸药合用共奏气血兼顾、肝脾并治、调理月经之功效。在临证之时，若见脾胃气虚、中气下陷之人，可加补中益气汤补其中气，使脾胃恢复正常的受纳运化，升清降浊。陈宝贵教授在治疗痛经患者时，善用当归配白芍，以养血补血、柔肝止痛。当归补血活血，性动而走；白芍敛阴，性静而主守。二药合用，动静相宜，补血而不滞血，行血而不伤血。对于阴虚较甚者，白芍虽能养阴敛阴，但滋润之力不足，可考虑加用生地黄、麦冬、玉竹等甘润之品。

综上所述，在治疗月经不调时，要抓住"疏肝"这一主要治疗原则，然后根据临证或兼补肾，或健脾。应注重整体观念，若有血虚、血瘀、血寒、血热等四个方面的血分病症时，还要严格辨证审因，对症用药。

3.5 调冲任法

《黄帝内经》记载："冲脉、任脉皆起于胞中，上循脊里，为经络之海；其浮而外者，循腹上行，会于咽喉，别而络唇口。"妇女重要的生理功能均与冲任息息相关，冲脉涵蓄调节十二经气血，为"血海"，与女子月经关系密切。"任主胞胎"，与女子妊娠养胎有关。任脉总任六阴经，调节全身阴经经气，故称"阴脉之海"，具有调节阴精气血作用。《素问·上古天真论》有云："女子二七而天癸至，任脉通，太冲脉盛，月事以时下，故有子。"巢元方《诸病源候论》说："冲脉、任脉皆起于胞内，为经络之海……主上为乳汁，下为月水。"王冰说："冲任流通，经血渐盈，应时而下……冲为血海，任主胞胎，二者相资，故能有子。"薛己在《校注妇人良方》中总结："妇人病有三十六种，皆由冲任劳损而致。"冲任的功能主要体现在对女性特殊生理的调控上，若脏腑功能失常、气血失调等损伤了冲任，将导致胞宫发生经带胎产杂病。

肾为先天之本，主生殖，藏精，精能化血，血亦能生精，精血同源，为月经提供物质基础。正如王冰说的"肾气全盛，冲任流通"，肾气的盛衰是决定冲任盛衰的关键因素，肾虚化生不足，则冲任虚损，从而月经量少或后期，甚则闭经；肾虚封藏失司则冲任不固，而见崩漏、月经量多或胎动不安等。肝为将军之官，主藏血，女子以血为本，以肝为先天，女子肝有余则下注冲任化为月经。肝性喜条达，主疏泄，冲任二脉藏泻有度，则冲脉安和，经候如常；肝疏泄不及或太过，冲脉血海蓄溢失常，太过可致月经过多、月经先期，不及可致月经后期、月经过少、闭经等。脾胃为后天之本，主运化腐熟水谷，为气血生化之源，脾胃功能不足则气血生化乏源，冲任亏虚而见月经量少、闭经、胚胎停育等。因此，冲任与脏腑气血经络密不可分。陈宝贵教授临证多年，擅长治疗不孕症、月经病、痛经等妇科疾病。在临床诊治中尤其重视冲任二脉在妇科生理、病理上的重要作用，根据冲任受损的不同特点，调整治法和用药，尤其从肝、脾、肾三脏入手，认为入肝肾脾的药是治冲任的用药基础，养肝肾、健脾胃是益冲任之源，治疗上多以补益肝肾、益气健脾、补肾填精的药物为主药，使之共同维持女性的各项生理活动，最终达到调理冲任的目的。

在治疗上的常用药物有菟丝子、女贞子、墨旱莲、续断、杜仲、鹿角片、巴戟天、白术、黄芪、山药、香附、沉香、郁金、木香、枳壳、砂仁、陈皮、柴胡、当归、白芍、丹参、益母草、川芎、桃仁、红花、鸡内金等。其中使用频次最高的药物菟丝子，味辛、甘，性平，归肝、肾、脾经，如《本草汇言》所述："菟丝子，补肾养肝，温脾助胃之药也。但补而不峻，温而不燥，故入肾经，虚可以补，实可以利，寒可以温，热可以凉，湿可以燥，燥可以润。"使用频次较高的药对是女贞子和墨旱莲，用以平补肝肾、调理冲任。同时又善用收涩药山茱萸、覆盆子以补益肝肾。益气健脾常用白术、黄芪、山药，使脾胃健运，气血生化充足，同时脾气统摄有权，冲任血海安和，溢泻有时。

在治疗滑胎时，陈宝贵教授根据多年临床经验以固先天、补后天、调补冲任为主，善用张锡纯先生之寿胎丸加减，总结一经验方寿胎加味丸，根据临床症状用药，取得满意疗效。《医宗金鉴》曰："若冲任二经虚损，则胎不成实。"《格致余论》曰："阳施阴化，胎孕乃成，气血虚损，不足养荣，其胎自堕，或劳怒伤情，内火便动，亦能堕胎。"明确指出冲任虚损、气血虚损、胎失所养、情绪劳怒均可致滑胎。对于滑胎的患者应将补肾健脾、调补冲任贯穿治病始终。组方：菟丝子30 g、桑寄生30 g、续断30 g、阿胶10 g、炒杜仲30 g、补骨脂15 g、生地黄15 g、女贞子15 g、墨旱莲15 g、黄芪15 g、白术10 g。方中菟丝子、桑寄生、续断、炒杜仲、阿胶、二至丸滋阴补肾养血；黄芪、白术健脾，脾肾健旺，自能安胎；《神农本草经》载桑寄生、阿胶能安胎，《本草正义》载杜仲能暖子宫，安胎气；生地黄清凉而润，可佐制以上温燥药伤阴之弊。全方共奏益肾健脾、养血安胎之功效。

3.6　温经散寒、祛瘀散结法

《灵枢·水胀》论及石瘕之病，原文曰："石瘕生于胞中，寒气客于子门，子门闭塞，气不得通，恶血当泻不泻，衃以留止，日以益大，状如怀子，月事不以时下，皆生于女子，可导而下。"说明寒邪所侵，阳气不通，气血不畅，凝结为瘀，瘀血阻于冲任胞宫成瘕，则见月事不以时下。调治之法的"可导而下"，旨在活血化瘀，通调胞脉。可见女子之胞脉通畅，心血下通，则能有月事以时下；如果胞脉闭阻，心气不得下通，则女子不月而经闭。陈宝贵教授认为，寒凝、血瘀、痰凝是痛经、不孕、乳腺增生、卵巢囊肿、子宫肌瘤、子宫内膜异位症等妇科病的主要致病因素。

临床瘀血症见胞宫增大，质硬，月经先期，色暗红，量多，夹血块，伴小腹胀痛，经前乳房胀痛，胸胁胀闷，或情志抑郁，或心烦易怒，口干不欲饮，面色晦暗，肌肤甲错，舌暗红，有瘀点瘀斑，苔薄白，脉弦涩。予以少腹逐瘀汤（当归、桃仁、焦蒲黄、香附各 10 g，川芎、炮姜、甘草各 6 g，益母草 5 g，五灵脂 12 g）加减：于少腹逐瘀汤中加入杜仲、巴戟天作为基本方并随症加减治疗不孕症，肾阳虚者加熟地黄、菟丝子、川椒、紫河车、淫羊藿等温补肾阳；肾阴虚者加山茱萸、生地黄、牡丹皮、墨旱莲、女贞子等滋补肾阴；肝郁者加柴胡、香附、白芍疏肝理气；痰湿者加法半夏、茯苓、神曲、苍术祛痰除湿；如有附件炎、盆腔炎，加金银花、蒲公英、毛冬青、土茯苓、败酱草等清热祛湿；如有输卵管不通畅，加炮山甲、王不留行、路路通等化瘀通络；如属子宫内膜异位症加水蛭、三棱、莪术、土鳖虫、鸡内金化瘀散结；兼有子宫肌瘤可加荔枝核、山楂、三棱、莪术化瘀消癥；经血淋漓难尽，经期延长者，加艾叶、炮姜、益母草；素体阳虚，畏寒肢冷，痛甚而厥者，加补骨脂、制附子、巴戟天；盆腔有包块者，酌加桃仁、三棱、莪术、土鳖虫；素体精亏，冲任血海空虚，不能摄精成孕者，加菟丝子、茺蔚子、肉苁蓉等。中年或绝经前痛经、月经不调，瘀血所致者，二至丸合失笑散加减。方药组成：炒蒲黄、五灵脂、香附各 10 g，女贞子、墨旱莲、白芍各 15 g，生地黄 20 g，益母草 30 g、三七粉 3 g（冲服），煅牡蛎 30 g（先煎）。方中用炒蒲黄、五灵脂、益母草、三七粉可活血祛瘀止血，女贞子、墨旱莲、生地黄、白芍滋肾养阴止血，香附理气止痛，煅牡蛎固涩止血。月经先期者，加桑寄生、菟丝子以补肾调经；心烦易怒、失眠多梦者，加夜交藤、五味子以宁心安神；大便干结者，加大黄、厚朴以通腑软坚、活血化瘀；经期小腹痛者，加香附、延胡索以理气止痛。

临床寒凝症见胞宫增大，质硬，畏寒肢冷，月经先后无定期，量或多或少，色黯，夹血块，小腹冷痛，得热痛减，舌淡黯，苔薄白，脉沉涩。治宜温经散寒，采用桂枝茯苓丸合温经汤加减。方药组成：三棱、莪术、桂枝、吴茱萸各 10 g，茯苓、丹参各 30 g，当归、赤芍、川芎、白术各 15 g，桃仁 12 g，鳖甲 15 g（先煎）。方中用桂枝、吴茱萸温经散寒，赤芍、丹参、当归、川芎活血化瘀，养血调经，三棱、莪术破瘀消癥，鳖甲软坚散结，茯苓、白术健脾化湿和中。

痰瘀互结临床症见局部肿块刺痛，或肢体麻木、痿废、胸闷多痰，或痰中带紫暗血块，舌紫暗或有斑点，苔腻，脉弦涩等。

治疗以活血化瘀、软坚散结为主。陈宝贵教授在辨治乳腺增生、卵巢囊肿、子宫内膜息肉等疾病时认为，此多为痰或瘀聚集所形成的有形之物，治疗采用舒肝理气、健脾化痰、活血化瘀、软坚散结法相结合，药用青皮、柴胡、郁金、沉香疏肝理气；王不留行、丝瓜络、路路通通络；桃仁、红花活血化瘀；牡蛎、皂角刺、猫爪草、夏枯草、海藻、昆布等，软坚散结；重者加三棱、莪术、海藻、石见穿、鬼箭羽、半枝莲等药，加重其活血软坚散结的作用。

第二部分

常见妇科病辨治

1. 痛经

痛经是妇科常见疾病，在临床上表现为经期及行经前后出现明显的小腹痉挛性疼痛、坠胀，甚至腰酸痛不适，严重者伴有头晕或恶心呕吐，甚者可见面色苍白、出冷汗、手足厥冷、剧痛昏厥等危象。中医学称之为"经行腹痛""经期腹痛"等。痛经根据发病情况分为原发性痛经（又称功能性痛经）和继发性痛经两类。前者系生殖器官无明显器质性病变所致的痛经，后者是指由于生殖器官发生器质性病变，如子宫内膜异位症、子宫腺肌病、盆腔炎等病变引起的痛经。陈宝贵教授认为，本病的发生与冲任胞宫的周期性变化密切相关。主要病机在于肾虚肝郁，寒凝血瘀，导致胞宫气血运行不畅或失于濡养，即"不通则痛"与"不荣则痛"，而导致痛经发作。相关理论前面有详细论述，可参考。

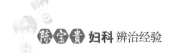

病案1

李某，女，22岁，2013年3月11日就诊。

患者自14岁初潮，8年来每次经期都会小腹疼痛，疼痛呈持续性，时重时轻，月经持续5天左右，月经干净后，疼痛消失，伴小腹发凉，用热水袋捂后疼痛减轻，痛甚时脸色泛青色，恶心，吃大剂量止痛药后缓解。曾在三甲医院治疗，怀疑子宫内膜移位，做相关检查，结果不支持。多次请住家附近中医治疗，月经期间服药后可减轻，但下一次来月经依旧疼痛。来我处就诊，就诊时月经刚净，患者身体消瘦，面色偏白，自述除痛经外，冬天手脚发凉，大便5、6天一次，干结，无其他不适，舌质淡，舌根白厚。切脉：六脉细弱，右尺沉紧。

中医诊断：痛经（寒凝胞宫，气滞血瘀）。

治则：温肾暖宫，活血通脉。

处方：少腹逐瘀汤加减。

附子20 g（先煎），肉桂8 g，干姜15 g，艾叶10 g，酒炒小茴香20 g，紫石英30 g（先煎），香附12 g，延胡索20 g，当归尾15 g，川芎15 g，黄芪30 g，鸡血藤20 g，肉苁蓉15 g，甘草10 g。7剂，水煎服，日1剂。另每餐用汤药送服黄豆大小的硫黄一粒。

疗效：患者服药7天后，大便2日一次，小腹有发热感。停药后18天来月经，小腹轻微疼痛，量大，色黑，成块状。经尽后，出现腰酸。嘱平时尽量少吃凉性食物，经期勿动冷水，服乌鸡白凤丸加桂附地黄丸15天以巩固疗效。3个月后其介绍新病人来，诉3次月经均已正常。

按：痛经治疗从两个方面考虑，①不荣则痛；②不通则痛。在不通则痛病机中，主要由血瘀所致，血瘀有肝气郁结所致，也有寒凝胞宫所致。此例病例从临床症状反应来看，属于寒凝胞宫。前中医所开之方，均以桃红四物汤加减，认为瘀血去，痛自消，而不知寒邪伏于胞宫，一日不除，永为祸根。寒由外而入，也有内生寒湿。患者自幼身体欠佳，冬日手足冰凉，皆为肾阳不足所致，便秘为冷秘。肾火旺，则肠道阴邪自散，大便自然通畅。

病案2

隋某，女，24岁，因痛经于2017年11月2日来诊。行经时有腰腹酸胀，下腹坠痛，月经量少，夹杂暗色血块，伴有胃脘胀满及恶心感，望其体貌中等偏瘦，面色晦暗。陈宝贵教授拟方如下：小茴香10 g，炮姜10 g，延胡索10 g，川芎10 g，当归10 g，肉桂5 g，赤芍15 g，益母草30 g，佛手30 g，陈皮10 g，甘草10 g。7剂，水煎温服。

2017年11月24日复诊，诉服药2日后排出黑血块数枚，觉痛减，经量较前增多，此次行经腰酸及小腹痛症状较前减轻，但仍有腹胀不适，以少腹部为主。于原方基础之上，加用枳壳10 g，嘱其循原方，再服两个月经周期。数月后患者陪伴其母就诊，问其旧有之痛经不适，诉已愈。

按：痛经者以不荣则痛、不通则痛为病机多，痛在小腹多为血瘀，痛在少腹多为气滞，经行腰部酸痛多为肾虚，疼痛向阴部放射多为肝郁气滞，经前疼痛多为实，经后疼痛多为虚。此患者痛在小腹，经行腰腹酸胀，为夹虚夹瘀之象，肉桂、炮姜、小茴香温暖胞宫，赤芍、当归活血化瘀，后因患者仍有少腹胀满不适，加用枳壳理气。少腹逐瘀汤治痛经多用于血瘀兼见寒象者，要注意以下几点：①经血色暗有块；②少腹酸胀痛为主，亦有见刺痛、冷痛、痛处不移；③舌有瘀点或舌色暗，脉沉弦或涩者。

2. 崩漏

崩漏是月经的周期、经期、经量发生严重失常的病证，指经血非时暴下不止或淋漓不尽，前者谓之崩中，后者谓之漏下。《医宗金鉴·妇科心法要诀》总括崩漏为"淋沥不断名为漏，忽然大下谓之崩"。虽崩与漏的出血情况不同，然二者常互相转化，交替出现，其基本病机基本相同，主要是冲任受损，不能制约经血，使子宫藏泻失常。导致崩漏的常见病因病机有脾虚、肾虚、血热和血瘀等。崩漏好发于青春期和更年期，青春期肾—天癸—冲任—胞宫轴协调不完善，应补脾肾之本；更年期的崩漏疗程相对较短，止血后健脾补血可消除虚弱症状，少数须手术治疗，并注意排除恶性病变。中医有"既病防变"之说，及早治疗月经过多、经期延长等疾病可以预防崩漏发生。重视经期卫生，防止感染，注意饮食调理，避免进食过多寒凉之品，保持心情舒畅，劳逸结合对预防崩漏复发亦有重要作用。陈宝贵教授治疗崩漏"谨守病机，各司其属"，辨脏腑归为脾肾，辨气血责为血热、血瘀，确立基本治法补益脾肾、活血化瘀、清热凉血、调补冲任，用药讲究药少力专，配伍精妙，加减灵活，经验丰富，疗效突出，传承与创新并举，为后世临证提供宝贵的思路与方法。

病案1

薛某某，女，34岁，2016年1月21日诊。

主症：月经淋漓不断持续1个月，经量时多时少，无腰腹痛，经血色黑，有血块，舌暗，苔薄白，脉滑。

中医诊断：崩漏。

证属：肝肾两虚，瘀阻胞宫。

治法：补益肝肾，活血止血。

处方：益母草15 g，仙鹤草20 g，血余炭10 g，女贞子15 g，墨旱莲15 g，甘草10 g，三七粉3 g（冲服）。7剂，水煎服，日一剂，水煎600 mL，分早中晚三次，饭后温服。

服7剂药后，血止。

按：此患者经期余血未净，崩漏日久，离经之血瘀阻冲任、胞宫，血不归经而妄行。崩漏日久肝肾亦虚，摄纳无权亦致出血不止。方中女贞子、墨旱莲补益肝肾，此二者为平补肝肾之良剂。益母草活血化瘀，为妇科活血之第一要药。三七粉既能活血又能止血，有活血而不出血、止血而不留瘀的特点。仙鹤草、血余炭用以止血，甘草调和。此方药少力专，共奏补益肝肾，活血止血的作用。此患者病机明确，素有肝肾不足，又有瘀阻胞宫，导致月经淋漓不断，崩漏日久进一步损伤肝肾，瘀血不除，崩漏不止，如此反复致使月经时多时少。治疗时抓住主症后针对性用药，虽药少，但辨证准确，因而药到病除。

现代药理研究表明益母草具有促进血流动力和抗凝作用。三七粉通过促进血小板聚集，抑制纤维蛋白溶解、形成血栓达到止血作用。

病案2

曹某某，女，34岁，2015年5月24日诊。

主症：月经量多淋漓不尽1月，血色鲜红，头晕乏力，面色苍白，舌淡齿痕，苔薄白，脉细。

中医诊断：崩漏。

证属：脾肾两虚，冲任不固。

治法：补肾健脾，固冲摄血。

处方：黄芪30 g，山茱萸15g，煅龙骨、煅牡蛎各30 g，五倍子5 g，海螵蛸15 g，仙鹤草60 g，白术10 g，女贞子15 g，墨旱莲15 g，血余炭15 g。7剂，水煎服，日一剂，水煎600 mL，分早中晚三次，饭后温服。

二诊（5月30日）：出血量减少，无血块。继服原方7剂。煎服同前。

三诊（6月7日）：仍有出血，量少，淋漓不尽，舌脉同前。原方加三七粉3 g每日分两次冲服，共14剂，水煎服，煎服同前。

四诊（6月28日）：月经已止，舌淡，脉沉细。原方加淫羊藿15 g、五倍子5 g，加强补肾之力。继服14剂，以巩固疗效。

按：此患者为典型的脾肾两虚，冲任不固者。脾为后天之本，脾气健旺，则冲脉盛。肾为先天之本，肾气健固，则封藏有司。若脾肾两虚，则冲脉滑脱，出现崩漏。治疗用固冲汤。方中黄芪、白术益气健脾，使脾气健旺，黄芪又有升举之力，善治崩漏出血。山茱萸、女贞子、墨旱莲，既能补益肝肾，又能收涩止血。龙骨味甘涩，牡蛎咸涩收敛，合用以"收敛元气，固涩滑脱"治女子崩带，煅用收涩之力更强，与上药相配既能补气健脾，又能收涩止血。五倍子、海螵蛸味涩收敛，善收敛止血，并用大量仙鹤草、血余炭以止血。全方共奏健脾补肾，固冲止血之效。固冲汤是治疗崩漏的常用方剂，临床上要根据虚的程度和出血量的多少，以及月经的颜色来调整药物的用量配比。如治疗两周出血量不减，需要进一步检查以免漏诊贻误病情。

现代药理研究表明，血余炭可诱发血小板聚集并缩短出血、凝血和血浆再钙化时间，具有内源性系统凝血功能。

病案3

陆某某，女，35岁，2015年7月17日诊。

主症：流产后月经淋漓不止1个月，量少色淡，面色苍白，乏力，腰酸痛，小腹坠痛，舌淡，苔白，脉细。

中医诊断：崩漏。

证属：气血两虚，冲任不固。

治法：益气健脾，养血止血。

处方：黄芪30 g，当归15 g，仙鹤草30 g，五倍子5 g，海螵蛸15 g，白术15 g，茜草5 g，血余炭15 g，甘草10 g。7剂，水煎服，日一剂，水煎600 mL，分早中晚三次，饭后温服。

服一周后血止，腰腹疼痛愈。

按：此患者流产后气血两虚，气虚不能摄血，冲任不固，故出血淋漓不断。血虚无以生化，故量少色淡。气血两虚无以养荣，故面色苍白，周身乏力。腰、腹痛为血虚肝肾失养，血不养肝，肝不敛气，则小腹坠痛。腰为肾之府，肾气不足则腰酸痛，故以补益气血治其本，则腰酸痛、腹坠痛可愈。方中黄芪、白术益气健脾，当归养血，三药合用共成补气养血以治本。五倍子、海螵蛸、仙鹤草、血余炭均可收敛止血，茜草既能止血又能化瘀，使血止而不留瘀。全方补气血以治其本，止血以治其标，标本兼治则出血可止。妇女流产后除了气血虚外，肾气也会受损，因此流产后应适当补益气血，兼调肝补肾。此患者是以气血虚为主，所以给予补气养血为主。如果流产损伤了肝肾以致月经淋漓不断，就要以补肝肾为主，并在补肝肾的同时予以固冲止血。总之，因虚而致的崩漏均以治本虚为主，兼以止血。

现代药理研究表明茜草能缩短出血、促进凝血、增强大鼠子宫平滑肌收缩能力和张力，从而治疗功能性子宫出血。

病案4

邢某，女，40岁，2015年4月25日诊。

主症：月经过多，10天未止，劳累后月经量增多，时有血块，腰痛，双下肢发凉、酸胀，小腹冷痛，遇热则减，舌淡齿痕，苔白有瘀点，脉细涩。

中医诊断：崩漏。

证属：气虚肾虚，下焦虚寒。

治法：益气补肾，温经止血。

处方：黄芪30 g，炒杜仲15 g，鹿角片15 g，牛膝15 g，桂枝10 g，艾叶10 g，女贞子15 g，墨旱莲15 g，三七粉3 g（冲服），丹参20 g，甘草10 g。7剂，水煎服，日一剂，水煎600 mL，分早中晚三次，饭后温服。

二诊（5月2日）：月经量减少，腹痛减，下肢及腰腹仍凉但较前减轻，舌脉同前。上方加淫羊藿20ｇ，加强补肾温阳之效。予14剂，水煎服，服法同前。

三诊（5月17日）：药后血止，肢凉及腰痛腹冷明显减轻，舌淡红，苔薄白，舌尖有瘀点，脉细。再予14剂巩固治疗。

按：此患者因气虚不能摄血，肾虚冲任不固，故出现月经量多不止。腰为肾之府，肾虚则腰痛，因劳累后虚则更甚，故出血增多。经来有血块，舌有瘀点均为有瘀之象。双下肢发凉，酸胀，小腹冷痛，遇热则减是为下焦虚寒，寒凝经脉，寒遇热则减，治疗以温经散寒为主，经脉温通则腹痛、肢凉可愈。方中黄芪补气摄血；炒杜仲、鹿角片、牛膝、女贞子、墨旱莲均为补肾之品，炒杜仲、鹿角片温补肾阳，强腰膝；鹿角片为血肉有情之品，温补作用较强，具有补肾阳、益精血、强筋骨，专治肾虚腰脊冷痛；牛膝为平补肝肾，可引药下行，专治双下肢萎软无力、疼痛；女贞子、墨旱莲滋补肝肾，以补肝肾之阴。由此可见，此方补肾为阴阳并补，以阴中求阳，阳中求阴；桂枝、艾叶温经散寒，桂枝走而不守，温通一身之经脉，艾叶以温暖下焦为主，常用于治疗因寒引起的妇科腹痛；三七粉用以活血止血，既能活血又能止血，可以双向调节，出血、瘀血均可应用；丹参活血化瘀，可治疗月经有血块，舌有瘀点瘀斑等；甘草调和诸药。全方合用，补气补肾的同时温经散寒，活血通络，则诸症可愈。此患者属血崩范畴，但程度较轻，一般崩漏患者大多以补气健脾，补益肝肾为主，多以补虚为本。此患者证属虚寒，虚的同时兼有寒，所以在补虚的同时给予温经散寒。在临床治疗时要辨证准确，才能药到病除，从根本上治愈。

现代药理研究表明艾叶止血的机制可能与调节NO的水平有关。

病案5

崔某，女，35岁，2015年4月18日诊。

主症：经色紫红量多，20余天不断，口干口渴喜饮，面热唇红，大便干结，舌红苔黄，脉洪数。

中医诊断：崩漏。

证属：血热。

治法：清热凉血止血。

处方：生石膏30 g，生地黄30 g，牡丹皮10 g，天花粉15 g，玄参15 g，知母10 g，仙鹤草30 g，地榆炭15 g，甘草10 g。7剂，水煎服，日一剂，水煎600 mL，分早中晚三次，饭后温服。

二诊（6月25日）：月经量明显减少，经色变淡，口已不渴，大便一日一行，面热唇红减，舌红，苔薄，脉数。继服原方7剂，煎服同前。

共服14剂后血止，口渴便干均愈，舌红减，脉稍数。

按：此患者因营分积热，扰动血海。血海不宁，血乃下溢而不止。治疗以清热凉血为主，并加用一些止血药兼治标，使尽快热清血止。方中用生石膏清热泻火；生地黄、牡丹皮、玄参清热凉血，生地黄、玄参还能养阴生津，配天花粉、知母清热润燥，并防止热伤阴津。牡丹皮除了凉血外，还有清血中伏火的作用。

加用仙鹤草、地榆炭以止血治其标，甘草调和诸药。全方清热凉血的同时顾护阴液，防止热盛伤阴，清热凉血的同时合用止血，标本兼顾，使疾病尽快痊愈。此证由于血热妄行兼有津伤的表现，故以清热凉血为主，使火降热清，则血不致妄行，用生地黄、天花粉、玄参养阴，治疗热盛伤阴，热清血止则崩漏可愈。

现代药理研究表明地榆炒炭前后的止血作用，发现与生地榆相比，地榆炭的止血作用更强。

病案6

杨某，女，23岁，2014年8月25日诊。

主症：患者2个月前月经淋漓不尽，量少，有血块，于1个月前行刮宫后一直月经淋漓不止，有血块，患者面色苍白，时有头晕，小腹坠痛，唇暗，舌暗淡有瘀斑，苔白，脉细缓。

中医诊断：崩漏。

证属：血虚血瘀，冲任失调。

治则：养血活血，化瘀调经。

处方：当归30 g，川芎10 g，桃仁10 g，红花6 g，益母草15 g，丹参15 g，赤芍15 g，没药10 g，柴胡6 g，蒲黄炭15 g。7剂，水煎服，日一剂，水煎600 mL，分早中晚三次，饭后温服。

7剂后血止。再服上方7剂以巩固疗效。经随访，此后2个月月经正常。

按：此患者刮宫后月经仍淋漓不止，出血过多致血虚，唇暗、舌暗、舌有瘀斑，出血有血块，可见瘀血征象，故为血虚血瘀，冲任不调。瘀血不化，新血不守，离经而行致漏下不止。方中当归、川芎、益母草、没药、桃仁养血活血，祛瘀生新；红花化瘀，少则养血；赤芍、丹参凉血活血化瘀；蒲黄炭活血化瘀而止血；柴胡既能升阳又能疏解血热。全方养血凉血，活血祛瘀而生新。此患者属漏血范畴，出血日久血已虚而又有瘀血阻滞胞宫，使瘀血不除、新血不守，故在养血的基础上给予活血化瘀，瘀去则新血生。我们在临床中一看到出血就不敢用活血药，怕出血增多，但有瘀血就一定用活血药，只有瘀去才能新生，这就需要抓住病机，辨证准确。

病案7

王某，女，43岁，2017年7月1日就诊。

主症：月经淋漓3个月，色淡红，无血块，面色㿠白，经来时无明显腰痛，小腹坠胀，面色无华，气短懒言，头晕乏力，自汗出，舌淡齿痕，苔白，脉细弱无力。曾就诊于西医，口服安宫黄体酮、妇良片等。

中医诊断：崩漏（冲任不固）。

治则：调摄冲任。

处方：固冲汤加减。药用黄芪30 g，生龙骨、生牡蛎各30 g，山茱萸15 g，五倍子5 g，蒲公英30 g，升麻10 g，炒白术10 g，仙鹤草50 g，海螵蛸15 g。14剂，水煎服。

二诊：肝气盛则乘脾土，脾虚湿邪流于皮下。加沉香5 g，香附30 g。14剂，水煎服。

三诊：舌红少苔，脉弦细，精神紧张。加当归15 g。14剂，水煎服。配合针灸治疗，以足太阴、足阳明经穴为主。主穴为三阴交、足三里、气海。配穴加脾俞、胃俞补益气血；加太溪、肝俞、肾俞调补肝肾。采用毫针刺补法。7剂，服后血止，后用固冲汤原方调理2个月，恢复正常。

按：患者崩漏3个月，主要病机是冲任损伤，不能制约经血。结合面色㿠白，责之肾气虚损，封藏失职，冲任不固，经血非时而下，遂成崩漏。《傅青主女科》中提到"经水出诸肾"，肾气盛，月事才能以时下；肝藏血，脾统血，患者舌红、脉弦细，当知还有肝气郁结之证。《医学衷中参西录》中有道："血崩之证，多有因其人暴怒，肝气郁结，不能上达，而转下冲肾关，致经血随之下注者，故其病俗亦名之曰气冲。"肝木乘脾，损伤脾气，血失统摄，亦可致月事非时而下。综合分析，该患者脾肾亏虚，肝气郁结，冲任不固，发为本病，治疗上应着眼于肝脾肾，然以脾肾两先、后天之本为主；此外，固冲摄血与益气健脾应相结合，标本兼治。方中黄芪、白术益气健脾，补气摄血；二至丸、山茱萸滋补肝肾，养血敛阴；升麻与白术相配，动静相宜，升提脾气又和中益气。以上几味药治本，从源头上解决问题，即"澄源"。五倍子、生龙骨、生牡蛎、仙鹤草、海螵蛸收敛固涩，蒲公英散结，大剂涩药与蒲公英相配，止血不留瘀，以上几味药治标，解决困扰患者的出血问题，即"塞流"。复诊时肝郁加重，肝脏"体阴而用阳"，加当归养肝体，柔肝，收效显著。三阴交为肝脾肾三经之交会穴，可以健脾益气，调补肝肾，肝脾肾精血充盈，胞脉得养，冲任自调。足三里补益气血。气海为任脉穴，可暖下焦，温养冲任。

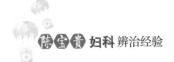

病案8

王某，女，27岁，2013年10月20日诊。

主症：因"月经周期缩短、经期延长1年余"就诊。其在天津某医院诊断为功能性子宫出血，口服激素类药物，疗效欠佳。

现症：月经周期缩短已半年有余，周期仅5天左右，甚则持续不断，本次月经已持续近20天，形体肥胖[体重指数（BMI）=29.3]，头晕，乏力，气短，纳差。舌质淡，苔薄白，脉沉细。其母20年前曾有类似病史，在陈宝贵教授处服用中药后痊愈，故今带其女来诊。

中医诊断：崩漏（脾肾两虚、血瘀内停）。

治则：补肾健脾、止血活血。

处方：固冲汤加减。黄芪30 g，白术10 g，山茱萸10 g，煅龙骨、煅牡蛎各30 g，女贞子15 g，墨旱莲15 g，五倍子10 g，益母草15 g，当归6 g，川芎10 g，甘草10 g。中药14剂，水煎400 mL，日一剂，分早中晚三次，饭后温服。

二诊：月经仍在，量多，原方去益母草，加仙鹤草20 g，血余炭20 g，升麻10 g。中药7剂，日一剂。

三诊：月经消失近1周，头晕、乏力及气短减轻，续用二诊处方。中药7剂，日一剂。

四诊：诉4天前月经复来（本次月经周期为半月），目前月经量不多，乏力及气短减轻，纳增。加海螵蛸15 g，将黄芪加至50 g。中药7剂，日一剂。

五诊：查激素水平示催乳素、促甲状腺激素（TSH）、黄体生成素、睾酮、孕酮均未见异常，现月经淋漓，量少，无明显乏力及气短。加柴胡10 g，中药7剂，日一剂。

六诊：月经消失，继服中药14剂，日一剂。12月20日随访，患者服药后月经周期基本正常，已暂停中药，嘱继服乌鸡白凤丸6 g，每日2次，连服1个月。

按：功能性子宫出血常归属于月经先后无定期，主要机理是冲任气血不调，血海蓄溢失常。常见证型有肾虚、脾虚和肝郁。肾虚则封藏失职，开阖不利，冲任失调，血海蓄溢失常，故经行先后无定期；肾虚则髓海不足，故头晕；脾胃为气血生化之源，气虚则无以摄血，导致血不循经，血虚则无以载气，日久必导致气血两虚。舌质淡，苔薄白、脉沉细皆为脾肾两虚之征，故给予固冲汤加减，方中黄芪、白术补气健脾，补血足以摄血，山茱萸、女贞子、墨旱莲滋补肝肾，五倍子、煅龙骨、煅牡蛎收敛固涩，初诊时考虑患者血虚同时兼以血瘀，故佐以益母草、当归、川芎活血行血，以防止血留瘀之弊。重用黄芪，少佐当归，乃尊当归补血汤之意。但患者经治疗仍月经淋漓，"急则治其标"，故减少行血之品，加仙鹤草、血余炭、海螵蛸、升麻以收涩升阳止血，并加大黄芪用量以益气摄血，终得良效。嘱患者停服中药汤剂后，继服乌鸡白凤丸以滋补脾肾，补气养血，巩固疗效。

3. 不孕

女子婚后与丈夫同居2年以上，配偶生殖功能正常，未避孕而未受孕者，或曾孕育过，未避孕但2年以上未再受孕者，称为

"不孕症"，前者称为"原发性不孕症"，后者称为"继发性不孕症"，古称前者为"全不产"，后者为"断绪"。男女双方在肾气盛、天癸至、任脉通脉冲盛的条件下，女子月事以时下，男子精气溢泻，两性相合，便可媾成胎孕，可见不孕的基本病机为肾气不足，冲任气血失调。其常见病因有肾虚、肝郁、痰湿、血瘀等。先天禀赋不足，冲任虚衰，胞脉失于温煦，不能摄精成孕；或伤肾中真阳，命门火衰，不能化气行水，寒湿滞于冲任，湿壅胞脉，不能摄精成孕；或经期摄生不慎，涉水感寒，寒邪伤肾，损及冲任，寒客胞中，不能摄精成孕；或房事不节，耗伤精血，肾阴亏损，以致冲任血少，甚则阴血不足，阴虚内热，热伏冲任，热扰血海，不能凝精成孕。情志不畅，肝气郁结，疏泄失常，血气不和，冲任不能相资，以致不能摄精成孕。素体肥胖，或恣食膏粱厚味，痰湿内盛，阻塞气机，冲任失司，躯脂满溢，闭塞胞宫，或脾失健运，饮食不节，痰湿内生，湿浊流注下焦，滞于冲任，湿壅胞脉，都可导致不能摄精成孕。经期、产后余血未净之际，涉水感寒，或不禁房事，邪与血结，瘀阻胞脉，可致不能摄精成孕。

陈宝贵教授对不孕症的辨证，主要依据月经的变化、带下病的轻重程度，其次依据全身症状及舌脉，进行综合分析，明确脏腑、气血、寒热、虚实，以指导治疗。陈宝贵教授强调，种子以调经为要，治疗重点是温养肾气，调理气血，使经调病除，则胎孕可成。

病案1

李某，女，38岁，因不孕于2019年4月来诊，问其病史诉时有月经量少，夹有血块，经行腰痛，伴有失眠，急躁易怒及便溏，舌暗有齿痕，苔腻，脉弦滑。拟方：小茴香15 g，炮姜10 g，延胡索10 g，灵芝20 g，白术20 g，菟丝子30 g，川芎10 g，当归10 g，合欢皮15 g，杜仲20 g，沉香10 g，女贞子15 g，墨旱莲15 g，甘草10 g。14剂，水煎温服。2019年5月来诊，诉月经仍量少，但血块减少，望其舌苔厚腻，脉象仍弦滑，前方加用益母草30 g，14剂。2019年8月来诊，诉停经未来，查其脉象往来流利，为滑数之脉，诉经验已孕。

按：生育的根本是男女双方之肾气、天癸，男精女血，阴阳交畅，两精相搏，合为孕。《妇科玉尺》中记录："男子以精为主，女子以血为主，阳精溢泻而不竭，阴血时下而不愆，阴阳交畅，精血合凝，胚胎结而生育滋矣。"凡女子不孕，多见肾虚、血虚、肝郁、瘀血、痰湿、湿热。少腹逐瘀汤适用于瘀血阻滞胞宫夹寒者。瘀血内阻胞宫冲任，故经行后期，经脉阻滞，故经量少，瘀血内阻，不通则痛，故经行腰痛，腹痛拒按，舌暗，脉涩为瘀血之象。临证运用此方时，不可断章取义，不别阴阳虚实。

病案2

汤某，女，24岁，2018年05月07日诊。

主症：主因"婚后2年不孕"来诊，月经量少，色浅，有血块，乏力，畏寒，口干，心烦，舌瘦尖红，苔白。

中医诊断：下焦虚寒。

治则：温阳散寒，活血化瘀。

处方：少腹逐瘀汤加减。小茴香15 g，炮姜10 g，艾叶10 g，香附15 g，延胡索10 g，五灵脂10 g，没药10 g，川芎10 g，当归10 g，肉桂5 g，赤芍15 g，益母草20 g，甘草10 g。15剂，水煎服。

二诊（5月24日）：月经量少，畏寒，加桑寄生15 g补肾。

三诊（6月12日）：益母草加至30 g。14剂，水煎服。

四诊（7月3日）：加生地黄10 g，14剂，水煎服

五诊（8月4日）：血块减少，守原方14剂，水煎服。

按：经云"寒则泣不能流，温则消而去之"，寒邪与瘀血客于胞宫，胞宫失养，胞脉阻滞，气血不通，冲任不利，两精不能结合而致不孕。方中小茴香、炮姜、肉桂温经散寒，延胡索、没药、香附、五灵脂行气化瘀止痛，当归、川芎配赤芍、益母草，活血化瘀、行气止痛，调补冲任。全方活血化瘀、行气止痛，暖宫散寒，通利胞脉，寒瘀并治，使两精相通，乃成胎孕。

少腹逐瘀汤是《医林改错》之方，方中云："此方种子如神，每经初见之日吃起，一连吃五付，不过四月必成胎。"陈宝贵教授运用此方治疗血瘀宫寒所致不孕，疗效甚佳。尤其早年在到芬兰进行学术交流期间，很多育龄妇女因不孕症而慕名前来就诊，时值冬季，气候寒冷，但当地夫妇多不注重下肢保暖，陈宝贵教授根据三因制宜原则，考虑多数不孕都是由下焦虚寒所致，故运用少腹逐瘀汤加减诊治，收效明显。

病案3

患者，女，38岁。2006年5月24日就诊。

主症：结婚已18年从未怀孕，丈夫体健。月经15岁初潮，现2个月来经1次，每次3～5天不等，量少，有血块，色紫暗，经期少腹冷痛，腰酸腿软，小便清长，舌苔白，舌边紫暗，脉沉细，青年时曾患过输卵管炎。

中医诊断：不孕症（下焦虚寒）。

治则：温肾脾阳，散寒，活血化瘀。

处方：少腹逐瘀汤。药用小茴香12 g，炮姜12 g，延胡索10 g，没药6 g，生蒲黄10 g，肉桂3 g，赤芍10 g，杜仲20 g，艾叶10 g，益母草30 g，生甘草3 g，川芎12 g，当归10 g，淫羊藿15 g，附子6 g，肉桂6 g。月经来潮3日始服，连服6剂，月月如此。

效果：诸症俱除，月经准期，已无不适。随证加减后，继服3个月，查已受孕，第2年足月产一女婴。

按：肾阳不足，命门火衰，不能化气行水，寒湿住于胞宫，血瘀寒阻，则月经量少而后期，色紫而有块，舌紫暗，经期少腹冷痛；命门火衰无以温煦，不能滋养机体，故腰疲腿软，脾肾阳虚，四肢厥逆，小便少或清长，苔白，脉沉细。总之肾气不足，命门火衰，胞宫失于温煦，则不能受精成孕，精子失养失温而不能怀孕。

寒邪与瘀血客于胞宫，胞宫失养，胞脉阻滞，气血不通，冲任不利，不能输送精卵，两精不能结合而致不孕，少腹逐瘀汤中小茴香、炮姜、肉桂温经散寒，通过冲任；延胡索、没药、生蒲黄、五灵脂能行气化瘀止痛；当归、川芎乃阴中之阳药，血中之气药，配赤芍活血化瘀，行气止瘀，调补冲任。全方活血化瘀，行气止瘀，暖宫散寒，通利胞脉，使两精相通，乃成胎孕。活血化瘀的药物可增加盆腔充血，使血流加快，使子宫和胞脉得到温养，为受孕创造有利的内在环境。

陈宝贵教授在治疗不孕上，多以温阳补肾暖宫、益气生血养宫、活血化瘀通宫为主要治疗原则。在临床用药上，温阳补肾药常用肉桂、吴茱萸、小茴香、艾叶、菟丝子、炮姜、淫羊藿、杜仲、续断。补益气血药多用黄芪、当归、熟地黄、阿胶、党参等，并常配伍陈皮、香附、没药、佛手等理气药以防壅滞。活血化瘀药多用川芎、五灵脂、蒲黄、赤芍、益母草、三七等。

4. 滑胎

滑胎作为独立疾病首见于《叶氏女科证治》。《医宗金鉴·妇科心法要诀》云："若怀胎三、五、七月，无故而胎自堕，至下次再受孕，亦复如是，数数堕胎，即谓之滑胎。"滑胎指坠胎或小产连续发生3次或3次以上者，亦即"屡孕屡堕"或"数堕胎"，相当于西医所谓的"习惯性流产"。本病是妇科临床中较为常见的妊娠疾病之一，病程较长，治疗效果往往不理想，同时患者求子心切，非常痛苦。

古代医家对于滑胎的病因病机认识很多，《景岳全书》中阐述："夫胎以阳生阴长，气行血随，营卫调和，则及期而产……凡妊娠之数见堕胎者，必以气脉亏损而然。"肾气的盛衰与胎元的生理密切相关，傅青主曰："夫妇人受妊，本于肾气之旺也。"可见古人对肾气的重视。若肾气虚，则封藏失职，冲任不固，胎失所系，便成滑胎之病。张锡纯认为："流产为妇人恒有之病，而方书所载保胎之方，未有用之必效者，诚以保胎之药，当注重于肾，以变化胎之性情气质，使之善吸其母之气化以自养，自无流产之虞。"受张锡纯先生思想的影响，陈宝贵教授结合多年临床经验，强调指出脾肾两虚是滑胎的核心病机，主张健脾与补肾同等重要，认为其病位主要在肾，并与脾密切相关。病理变化主要是虚证，如气血两虚，脾肾两虚，多以肾气虚为主。肾主生殖，藏精，女子肾脏系于胎，肾气是母之真气，是先天之本，而脾为后天之本，气血生化之源，从妊娠之始至分娩之终，必得先天之肾气与后天之脾气相互调摄。陈宝贵教授曾跟随中西汇通学派创始人张锡纯的入室弟子柳学洙侍诊10年，对应用寿胎加味丸治疗习惯性流产进行了较深入的研究，并提出了"母子双补治疗习惯性流产"的观点，临床取得较显著的疗效。

病案 1

郑某，女，28岁，2007年4月20日就诊。主诉未避孕而未孕1年余。病史：患者曾先后怀孕2次，皆于孕3月余胚胎停止发育后出现自然流产（既往彩超显示有胎心而无胎芽生长，胎芽大小与月份不符）。曾先后在天津多家医院就诊，夫妇双方均进行了包括染色体在内的生殖方面的全面检查，耗资数万，未见异常。诊见：腰酸腰痛、纳差倦怠，舌淡胖大、苔薄白，脉弦细。妇科彩超：子宫前位（前壁较后壁厚4～5倍），无优势卵泡。中医诊断为滑胎，辨证为肾虚。治以补肾促孕、培元养胎之法，方用寿胎加味丸加减。处方：菟丝子、枸杞子各30 g，桑寄生、续断各20 g，杜仲、熟地黄各15 g，阿胶（烊服）、砂仁、甘草各10 g。每天1剂，水煎，分早中晚三次温服。

2007年9月6日二诊：患者坚持以上方药治疗4月余，自查尿妊娠试纸（+），故来院检查，彩超显示：可见胎囊及胎心搏动。诊断为早孕（约6周）。患者多睡，舌淡胖大、苔薄白，脉弦滑细。原方加艾叶10 g，如法煎服。

2007年9月15日三诊：患者饮食不慎，出现腹痛、腹泻，舌淡、苔腻稍黄。查大便常规显示红细胞（+）/HP。守原方加黄连5 g，如法煎服。

2007年10月13日四诊：诉服药2天后腹痛、腹泻已愈。彩超复查显示妊囊6.2 cm×4.5 cm，臀头距4.0 cm，可见胎心搏动。继守初诊方30剂，如法煎服。

2007年11月12日五诊：患者诉头痛、咳嗽、呕吐，唇边有红色肿起，考虑为感冒。拟初诊方加用金银花、浙贝母各15 g，紫苏叶、竹茹各10 g，如法煎服。

2007年12月10日六诊：患者诉稍有咳嗽，无头痛及呕吐，彩超复查显示双顶径4.8 cm，股骨长3.0 cm，中期妊娠20W。续用五诊处方，并改为3天服1剂，晚服药1次即可。

2008年1月26日七诊：患者诉鼻塞，流清涕，舌尖红、苔薄黄，脉滑数。嘱暂停服保胎方，另开处方，药用紫苏叶、辛夷、白芷各10 g，金银花、菊花、芦根各15 g，羌活3 g，黄芩、甘草各5 g。10剂，每天1剂，水煎服。

2008年3月3日八诊：诉无不适，现孕7个月又20天。彩超复查显示宫内单胎头位，颈部有压迹，双顶径8.0 cm，股骨长6.0 cm。继服初诊方，3天服1剂，晚上服药。随访得知患者于2008年5月10日顺产一女婴。2010年10月8日于医院偶遇患者夫妻及其女儿，述其女儿与其他同龄婴儿无异。

病案2

毕某，女，23岁。2016年1月16日初诊。

主症：妊娠后2个月，因胚胎发育不良流产3次。现孕45天，无症状，要求保胎。舌淡红脉滑。

中医诊断：滑胎。

证属：冲任虚损。

治则：调补冲任安胎。

处方：菟丝子30 g，续断10 g，艾叶5 g，桑寄生15 g，杜仲10 g，当归10 g，砂仁10 g，黄芩15 g，生地黄15 g，甘草10 g。10剂，水煎服，日一剂，水煎600 mL，分早中晚三次，饭后温服。

按：滑胎发病的根本原因是冲任不固。冲脉为血海、十二经脉之海，能调节十二经脉的气血；任脉主胞胎，为阴脉之海，对全身的阴经有调节作用。天癸主要通过冲任二脉对人体的生长、发育与生殖功能产生影响。方中运用菟丝子、续断、桑寄生、杜仲补益肝肾，调补冲任；砂仁理气健脾安胎，补而不滞；当归、生地黄养血补血，滋补肾阴；黄芩清热，为安胎要药；甘草调和诸药。临床中可依据症状重用健脾益气，补肾安胎之药。

陈宝贵教授根据多年临床经验，以固先天，补后天，调补冲任为主，运用张锡纯先生之寿胎丸加减，总结一经验方——寿胎加味丸，根据临床症状选择用药，取得满意疗效。《医宗金鉴》曰："若冲任二经虚损，则胎不成实。"《格致余论》曰："阳施阴化，胎孕乃成，血气虚损，不足荣养，其胎自堕，或劳怒伤情，内火便动，亦能堕胎。"明确指出冲任虚损、气血虚损、胎失所养、情绪劳怒等都也可致滑胎。治疗滑胎，应把补肾健脾、调补冲任贯穿始终。

另外，放松心情，消除恐惧，也有利于保胎。孕妇需要避寒暑、节饮食，以保证身体健康和胎儿的生长发育。故《妇人秘科》云："妇人受胎之后，最宜调饮食、淡滋味、避寒暑，常得清纯和平之气以养其胎，则胎元完固，生子无疾。"

病案3

杨某，女，29岁。2016年1月17日诊。

主症：因孕两月恶心呕吐伴腰酸腹坠，欲服中药保胎。既往婚后5年，流产2次，其中一次妊娠3个月流产，曾保胎无效，孕期均有恶心、腰酸、下腹坠痛。现怀孕2个月，形体消瘦，精神不振。近10天恶心呕吐，腰部不适，腹坠，二便正常，舌淡红，苔薄白腻，脉滑。

中医诊断：滑胎，妊娠恶阻。

证属：脾肾两虚，胃气上逆。

治则：健脾和胃安胎，益气健脾以治标，补益肾气以治本。

处方：竹茹10 g，陈皮10 g，盐菟丝子15 g，墨旱莲15 g，甘草5 g，生姜10片，鲜橘皮10 g。7剂，水煎服，日一剂，水煎600 mL，分早中晚三次，饭后温服。

1月31日二诊：加仙鹤草10 g，水煎服，10剂，服法同上。无不适。嘱孕期卧床休息，以免扰胎气。

按：滑胎患者先天不足，后天失养，脾肾两虚致屡孕屡堕，脾虚不能养胎，肾虚不能固胎；或气血虚弱，冲任不固而无力系胞胎；或阴虚血热，热伏冲任，迫血妄行，胎失所养；或素体脾胃虚弱，胎元失养，又脾肾不足，胎本不固，而致滑胎。方中用陈皮理气，竹茹清热安胎止呕，菟丝子、墨旱莲补益肾气，生姜温胃止呕，二诊加仙鹤草有健胃止血之功。

陈宝贵教授认为滑胎病因与患者体质关系密切，且与脾肾关系最密切，还与患者情志有关。母体脏腑虚弱，气血失调，以致胎元不固，尤其与先天肾气的盛衰、后天脾胃的滋养及血热、血瘀等有关。为防其流产，当以补肾健脾为治疗大法。女子先天不足，肾的功能发育异常，会危害女子各个阶段的健康，再加后天脾胃功能失调，气血生化之源不足，肾虚不能固胎，脾虚不足养胎，故补肾健脾为治疗滑胎之核心。

病案4

张某，女，37岁。2015年4月6日诊。

主症：孕50天阴道少量出血，并伴有腰部酸痛，小腹下坠感，曾先兆流产2次，消瘦，时有汗出，纳寐可，便调。舌淡红苔白腻，脉滑细。

中医诊断：滑胎。

证属：肾虚。

治则：补肾安胎。

处方：菟丝子30 g，续断15 g，炒杜仲15 g，生地黄15 g，熟地黄15 g，砂仁10 g，女贞子15 g，墨旱莲15 g，阿胶（烊化）10 g，黄芩10 g，甘草5 g。7剂，水煎服，日一剂，水煎600 mL，分早中晚三次，饭后温服。

4月13日二诊：腰酸痛，遇凉加重，血止，余症减轻。守原方不变，14剂，水煎服，日一剂，水煎600 mL，分早中晚三次，饭后温服。后随访得知其足月顺产一女婴。

按：此患者因肾虚导致腰部酸痛，小腹下坠感，如《女科集略》曰："女子肾脏系于胎，是母之真气，子所系也。若肾气亏损，便不能固摄胎元。"肾虚是胎元不固的重要原因，可致滑胎。方中运用生地黄、熟地黄滋肾补血以养胞室，砂仁理气健脾安胎，补而不滞，阿胶为血肉有情之品，有补血止血、滋阴润燥、安胎之功。《神农本草经》中论述阿胶："主腰腹痛，女子下血，安胎。"张锡纯谓其"最善伏藏血脉，滋阴补肾"。阿胶和熟地黄合用增强补血之力，补血养肝，又因肝肾同源，有增强补肾之效。续断补脾肾、强筋骨以保胎，杜仲、菟丝子补肾固冲，黄芩清热安胎，女贞子、墨旱莲滋补肾阴，甘草调和诸药。

陈宝贵教授认为滑胎病因很多，虚证多见，但有时也有虚实夹杂。其病机如《景岳全书》所言："阳邪之至，害必归阴，五脏之伤，穷必及肾，此源流之必然，即治疗之要着。"胎儿的形成依赖于母体肾气的充实。因任主胞胎，胞系于肾，肾虚则任脉之阴精不足，可致胎元不固。胎孕既成，赖母体之气血蓄聚以养之。

所以，虚证多以补肾固精安胎为主。可用菟丝子、续断固肾强腰，壮筋骨。偏于肾阴不足者可以兼养肝血，因肝为肾之子，肝血充实则肾精充盛，可用女贞子、墨旱莲加杜仲以滋肾养肝阴。

5. 带下病

带下的量明显增多，色、质、气味发生异常，或伴全身、局部症状者，称为"带下病"，又称"下白物""流秽物"，相当于西医学的阴道炎、子宫颈炎、盆腔炎、妇科肿瘤等疾病引起的带下增多。

"带下"之名，首见于《黄帝内经》，如《素问·骨空论》说："任脉为病……女子带下瘕聚。""带下"一词，有广义、狭义之分，广义泛指某些妇产科疾病，由于这些疾病都发生在带脉之下，故称为"带下"。如《金匮要略心典》说："带下者，带脉之下，古人列经脉为病，凡三十六种，皆谓之带下病，非今人所谓赤白带下也。"又如《史记·扁鹊仓公列传》记载："扁鹊名闻天下，过邯郸，闻贵妇人，即为带下医。"所谓带下医，即女科医生。狭义的带下又有生理、病理之别。正常女子自青春期开始，肾气充盛，脾气健运，任脉通调，带脉健固，阴道内即有少量白色或无色透明的无臭黏性液体，特别是在经期前后、月经中期及妊娠期量增多，以润泽阴户，防御外邪，此为生理性带下。如《沈氏女科辑要》引王孟英之说："带下，女子生而即有，津津常润，本非病也。"若带下量明显增多，或色、质、气味异常，即为带下病。《女科证治约旨》说："若外感六淫，内伤七情，酝酿成病，致带脉纵弛，不能约束诸脉经，于是阴中有物，淋漓下降，绵绵不断，即所谓带下也。"在《诸病源候论》中还有五色带下的记载，有青、赤、黄、白、黑五色名候，指出五脏俱虚损者，为五色带俱下。临床上以白带、黄带、赤白带为常见。但也有带下过少者，带下与月经都有周期性，带下过少常与月经量少、闭经的某些病症相一致。

带下病以带下增多为主要症状，临床必须辨证与辨病相结合进行诊治。西医妇科疾病如阴道炎、宫颈炎、盆腔炎及肿瘤等均可见带下量多，应明确诊断后按带下病辨证施治，必要时应进行妇科检查及排癌检查，避免贻误病情。

带下病以湿邪为患，故其病缠绵，反复发作，不易速愈，而且常并发月经不调、闭经、不孕、癥瘕等疾病，是妇科领域中仅次于月经病的常见病，应予重视。

病案

杨某，女，26岁，2012年6月9日就诊。

主症：患者诉3年前带下色黄并外阴瘙痒，妇科检查诊为"霉菌性阴道炎"，未系统治疗。先带下色黄，如豆腐渣样，时有小便涩痛，尿浊如膏，腰酸痛，经行加重，痛经，月经量少，有血块，暗红，失眠梦多，大便干，1到3日一行，舌红苔黄，脉滑。

中医诊断：带下病（湿浊下注，肾虚）。

治则：清热燥湿，补肾。

处方：蒲公英30 g，白果10 g（打碎），车前子15 g（包煎），黄柏10 g，山药15 g，苍术15 g，大黄10 g（后下），泽泻15 g，萹蓄15 g，甘草10 g，滑石15 g。7剂，水煎服，日1剂，早晚分服。另煎煮药渣加水熏洗外阴，每晚清洗干净后，制霉菌素片一粒纳入阴道。

1周后复诊诉无豆腐渣样分泌物，带下色白，呈胶冻样，为巩固疗效，继续服上方1周后痊愈。嘱已婚妇女阴道炎易反复，平时注意个人卫生，尤其是经期前后，如感不适，可自备制霉菌素片，纳入阴道。

6. 急性乳腺炎

急性乳腺炎多由于哺乳期妇女缺乏哺乳经验、怕痛等原因，未将乳汁及时排空，而致乳汁淤积继发炎症。如果不及时处理可发展成急性化脓性乳腺炎，故在疾病早期的治疗关键是疏通淤积乳汁，避免炎症范围继续扩大，积极阻断脓肿的形成。陈宝贵教授指出使用立体疗法治疗急性乳腺炎应选择在发病早期未成脓之时，若已成脓则失去治疗先机，当觅他法。中医治疗急性乳腺炎无论是采用经方化裁或自拟组方的内治法，还是采用针灸、推拿、中药外敷、心理疏导、食疗等外治法，均是建立在整体观及辨证论治的基础上，充分发挥清热解毒、疏肝解郁、通乳消肿等作用，达到缓解症状、改善预后的目的，且多无明显不良反应。

病案

王某某，女，29岁，就诊于2014年3月8日，以发热伴右乳房胀痛2天为主诉入院。诉哺乳期3个月，昨日开始右侧乳房疼痛硬结，伴恶寒发热，头痛，骨节疼痛。查体：体温39.0℃，右侧乳房红肿，以外上象限至中央区为重，肿块边界不清，皮温增高、微红，触疼拒按，微硬，无波动感，舌红、苔薄微黄、脉滑数。查血常规示：白细胞$12.0 \times 10^9/L$；乳腺彩超示：右侧乳房外上象限$20\ mm \times 30\ mm$有一肿块。入院诊断为急性乳腺炎。

此患者中医证属气滞热壅。治以清热解毒、消肿溃坚、活血通络，方用仙方活命饮加味：蒲公英30 g，金银花30 g，冬葵果15 g，王不留行10 g，赤芍15 g，柴胡10 g，乳香10 g，没药10 g，连翘15 g，大贝15 g，天花粉10 g，炙穿山甲5 g，皂角刺10 g，甘草10 g。加水2 L，黄酒200 mL，煮取1 L，日一剂，分早中晚三次，饭后温服。西药给予青霉素钠320 000 U，静脉滴注，每6小时一次。

用药特点：（1）知药善用。陈宝贵教授常蒲公英配金银花相须而用，蒲公英苦寒，归肝经、胃经，清热解毒之力强，且消肿散结；金银花甘寒，归肺、心、胃经，善解热毒、疗痈疮，有"疮疡圣药"之美誉，二药并重、归经谱广，善治中上焦一切火毒痈结，共为君药。（2）斡旋气血。陈宝贵教授认为单用清热解毒药，则气滞血瘀难消，肿结不散，因此以肝家气药柴胡之辛散配伍肝家血药赤芍之酸苦，开阖之间使气动则血行，气血兼顾，不留后患。（3）开门驱邪。疮疡初起，其邪多羁留于肌肤腠理之间，用辛散的连翘，通滞而散其结，使热毒从外透解。（4）未病先防。气机阻滞每可导致液聚成痰，故配用贝母、天花粉清热化痰散结，可使脓未成即消。

患者由于乳汁足量，婴儿未能尽饮，致乳汁郁积，乳络不通，气血瘀滞，久郁发热，热毒壅盛致肿胀疼痛而发病。因此针刺在肩井、足三里、申脉、照海为主穴的基础上加曲池、太冲、合谷。太冲配合谷为四关穴，《标幽赋》中提到"寒热痹痛，开四关而已之"，两穴一阴一阳，一气一血，一脏一腑，一升一降，针刺以泻法，可清热止痛、理气活血；曲池点刺放血，清泻阳明实热。患者为乳腺炎初期，见发热、且有痛肿之处，因此以清热解毒、活血软坚为配餐方法，凉菜以"凉拌蒲公英"、"凉拌马齿苋"交替食用以清热解毒，热菜以"木耳海带烧豆腐"、"胡萝卜炒荸荠"交替食用以活血软坚、化痰。每日在实施仙人掌肉合芒硝外敷以及手法按摩的同时配以心理疏导。

三日后复诊：诉立体治疗后热势减退，体温降至正常，已无头身疼痛，乳房疼痛显著减轻，红肿消散大半，白细胞已降至正常，舌红、苔薄微黄，脉弦。陈宝贵教授嘱药后大热已退，毒邪局限，上方蒲公英、金银花各减至20 g，继服4天。住院7天后体温恢复正常，硬结消散，痊愈出院。

综上所述，采用立体疗法治疗早期急性乳腺炎，具有疗效快、预后好、操作易、费用低等优点，易被患者接受，值得推广。

7. 缺乳

缺乳，是指产后乳汁少甚或全无，不能满足婴儿的喂养需求，又称"产后乳汁不行"，是产后常见病。缺乳病名最早见于隋代巢元方《诸病源侯论》之"产后乳无汁候"，书中认为"既产则血水俱下，津液暴竭，经血不足"，提出了缺乳皆因产后失血伤津而津液枯竭，经血来源少所致。唐代著名医家昝殷的《经效产宝》提出"气血虚弱，经络不调"是缺乳的主要病因。宋代《妇人大全良方》亦提出"元气虚弱"是导致产后缺乳的机理——"产后乳少或止皆因妇母乳汁，乃气血所化，若元气虚弱，则乳汁短少，初产乳房颀胀，此乳未通，若累产无乳，此内亡津液"。金代医家张子和《儒门亲事》提出："妇人有本生无乳者不治，或因啼哭悲怒郁结，气溢闭塞，以致乳脉不行。"情绪不畅，气机郁闭可阻碍乳汁运行致缺乳。清代《傅青主女科》言："失乳乃气血之所化而成也，无血固不能生乳汁，无气亦不能生乳汁。"从气血论治缺乳，分虚实治疗。综上所述，产后缺乳多与气、血、冲任失调相关。其病机不外乎虚实两端，虚者多因产妇在生产过程中失血耗气而致气血亏虚、阴血亏虚，或是平素脾胃虚弱、饮食不节，以致脾胃化生乏源；实者以情志失调而致肝郁气滞者多见。现代医学认为泌乳的内分泌及神经机制较复杂，孕激素、雌激素、胎盘催乳素、催乳素、皮质醇及胰岛素，皆与乳房系统生长发育及泌乳功能有关，内分泌及神经调节失常皆可导致产后缺乳。此外，乳汁开始分泌后，若发生营养不良、精神恐惧或抑郁，可直接影响丘脑下部，使腺垂体催乳素分泌减少，而致乳汁不分泌或分泌量减少。婴儿哺乳不当，也可造成乳汁分泌不足。

陈宝贵教授指出，妇人产后因失血伤津致气血亏虚，又因胞络受损致瘀血阻滞，故而产后妇人多虚多瘀。其乳汁缺乏，多因身体虚弱，气血生化之源不足；或因肝郁气滞，乳汁运行受阻，乳不得下。陈教授根据其临床治疗经验，将产后缺乳辨证分为气血亏虚型、气虚血瘀型、肝郁气滞型，并总结如下：

（1）气血亏虚型

乳汁为血之化生，赖气之运行，而气血来源于水谷精微，若脾胃虚弱，则生化之源不足；又因产后失血伤津耗气过多，以致气血亏虚，不能化为乳汁，故而乳汁甚少或全无。治宜补气养血，兼以通络，方用通乳丹加减。

（2）气虚血瘀型

气行则血行，气滞则血瘀。产后妇人多虚多瘀，恶露排出不畅，致血阻胞宫，瘀滞经络，影响乳汁的化生和运行，因而乳汁不多或乳汁不畅。治宜活血化瘀，通络行乳，方用生化汤加减。

（3）肝郁气滞型

乳汁的化生及运行有赖于肝的疏泄及调畅气机功能，若产后郁怒伤肝，肝失疏泄，气机升降失调，导致肝郁气滞，使乳络不通而缺乳。治宜疏肝解郁，通络下乳，方用下乳涌泉散。

病案

王某，女，25岁，2019年3月26日初诊。

主症：产后25天，乳汁质稀、量少，伴畏风，乏力多汗，恶露未尽、量少、色黯无味，舌暗淡，苔薄白，脉细涩。

辨证：气虚血瘀。

治则：补气养血，佐以祛瘀。

处方：生化汤加减。益母草20 g，黄芪30 g，当归15 g，川芎15 g，王不留行15 g，阿胶10 g，鹿角片15 g，砂仁10 g，灵芝30 g，防风10 g，玉竹30 g，枸杞子30 g，甘草10 g。

14剂，水煎服，分早中晚三次温服，日一剂。

药后诸症减，乳汁充足。

按：该患者产后气血亏虚、乳汁化源不足，畏风，乏力多汗多因其气血亏虚。同时又存在内有血瘀、乳络不通，故而恶露未尽，色黯，舌暗淡，脉细涩。根据症状辨证为气虚血瘀型，对于此类患者治宜补气养血，祛瘀，则新血生、化源足。故治疗用生化汤加减，方中用黄芪、当归补气养血，同时益母草、当归、川芎、阿胶入血以补血活血、化瘀生新，使行中有补，补中有化；王不留行疏通乳络以下乳，鹿角片、枸杞子补肾益精血，如此则化源足、乳络通，乳汁得下；再辅以防风祛风，玉竹养阴，砂仁理气，灵芝补气安神以改善患者神疲乏力汗出、畏风等症状；甘草调和诸药。药对病证，在治疗产后缺乳时每获良效。

根据古代医家的经典论述及具体的实践用药经验，陈宝贵教授认为治疗产后缺乳证应该辨证施治，多以补气养血、疏肝解郁、活血化瘀、疏通乳络为原则。临证常以《傅青主女科》的通乳丹、生化汤和《清太医院配方》的下乳涌泉散为主进行辨证加减。通乳丹专补气血以生乳汁，其原方组成药物为生黄芪、人参、全当归、淮木通、麦冬、桔梗、七孔猪蹄。方中生黄芪、人参补益脾肾之气，气能生血行血，气盛则血亦盛，气血精微化生有源，则能化生更多的乳汁，当归、麦冬养血滋液；木通淡渗利水，善通经下乳，主治经闭乳少；猪蹄系血肉有情之品，养精血又通乳；加上桔梗可以引药归经，带领药效直达胸中。纵观全方，共奏补脾肾、养气血、通乳络之功。生化汤加减运用，组成药物为黄芪、当归、川芎、红花、桃仁、泽兰、益母草、炮姜、甘草、穿山甲、王不留行。方中当归补血活血，化瘀生新；川芎活血行气止痛；桃仁活血化瘀；炮姜温通血脉；甘草调胃和中；佐以黄芪补气以行血，穿山甲、王不留行通乳，则恶露排出迅速，少腹疼痛缓解，乳房变软，乳汁通畅。下乳涌泉散主要由当归、川芎、天花粉、白芍、生地黄、柴胡、漏芦、桔梗、白芷、通草、穿山甲、王不留行、甘草组成。方中王不留行性平、味苦，归胃经，是治疗产后缺乳的要药，具有活血通经下乳的功效。穿山甲与王不留行相配，共奏破瘀通乳之功，为臣药。天花粉善生津、消痈排脓；当归为补血之要药，既补血又活血，使乳汁通畅；漏芦性甘味寒，清热通乳，以上三药共为佐药。甘草调和诸药为使药。全方配伍，以通为主，以补益为辅，共奏疏肝解郁、活血通络之功，以达下乳之效。

在临床实践中，陈宝贵教授常用益母草、当归二药，因益母草为活血调经要药，当归为补血要药也。党参多代替人参，因关木通具有肾毒性，将其更换为通草。在治疗上，虚证者主要以补益药为主，佐以疏通乳络之药，但不可过多用疏通之品，以免耗伤气血，加重疾病；实证者可酌情使用活血通乳之药，并注意适当条畅情志。但无论虚证、实证，缺乳多发生在恶露未净之时，故辨证要参考恶露情况，以免损伤冲任之气。

8. 卵巢囊肿

卵巢囊肿是妇科常见肿瘤的一种，在育龄期女性中发病率较高，大多数表现为良性，其临床症状早期不明显，不易被察觉。

随着囊肿增大，可出现腹痛、腹部肿块、腹部坠胀感、月经紊乱、白带异常、月经量增多等临床表现。

中医将卵巢囊肿归于"癥瘕"、"肠覃"等范畴。妇女胞中结块，伴有或痛或胀或满或出血者，称为癥瘕，癥瘕生于胞脉则称为"肠覃"。《灵枢·水胀》指出："肠覃如何？岐伯曰：寒气客于肠外，与卫气相搏，气不得荣，因有所系，瘕而内著，癖而内着，恶气乃起，瘜肉乃生。"癥瘕的发生多因七情所伤、肝气郁结，产生气滞，或风寒之邪趁虚而入引起血瘀，或素体脾虚、饮食不节，湿浊内停，聚而为痰，气、血、痰饮互结胞脉，遂成囊肿。关于卵巢囊肿的病因至今尚无统一定论，通常考虑与环境、饮食习惯、生活方式、手术、炎症、内分泌以及遗传等因素的相互作用或共同作用有关。有学者认为成熟卵泡不排卵而持续增长或闭锁卵泡退化不全，粒层细胞仍分泌液体而形成囊肿。

辨证要点：月经后期，量少，色淡，质稀，渐至闭经，或月经周期紊乱，经量多或淋漓不净，或婚久不孕，或头晕耳鸣，腰膝酸软，形寒肢冷，大便不实，证属肾虚。经行延后，经量少，色淡，质黏腻，甚或闭经，或婚久不孕，或带下量多，头晕头重，胸闷泛恶，四肢倦怠，形体肥胖，证属痰湿。月经延后，量少不畅，色暗红，质稠或有血块，渐至经闭，或经行腹痛，拒按，或婚后不孕，精神抑郁，胸胁胀满，证属气滞血瘀。

《医学入门·妇人门》指出："善治癥瘕者，调其气而破其血，消其食而豁其痰，衰其大半而止。"陈宝贵教授治疗卵巢囊肿，多以活血化瘀、行气散结为主，佐以化痰，同时根据患者体质强弱、病之久暂，酌用攻补，或先攻后补，或先补后攻，或攻补兼施等法，随证施治，并遵循"衰其大半而止"的原则，不一味地猛攻峻伐，避免损伤元气。诊断明确的内生殖系统肿瘤，可中西医结合治疗。多以香棱丸加减治疗，方中木香、丁香、小茴香温经理气；陈皮疏肝解郁，消积行滞；川楝子、枳壳除下焦之郁结，行气止痛；三棱、莪术行气破血，消癥散结。若积块坚牢者，酌加鳖甲、穿山甲以软坚散结，化瘀消癥；月经过多，崩漏不止者，酌加蒲黄等化瘀止血；若脾胃虚弱，纳差神疲者，酌加党参、白术健脾益气；肾虚重者，加杜仲、肉苁蓉、枸杞子等以补益肝肾；痰湿重者，加泽泻、车前子以渗水利湿。

病案

沙某，女，49岁，2020年07月14日来诊。

主症：小腹痛，曾行子宫全切术，B超示右侧卵巢囊肿（5.7 cm），胃脘胀满，嗳气，手足冷，舌暗齿痕，苔白腻，脉弦细。

证属：下焦虚寒证，兼有脾胃不和。

治则：温阳散结。

处方：小茴香15 g，炮姜10 g，延胡索10 g，蒲公英30 g，防风10 g，当归15 g，赤芍15 g，天花粉15 g，莪术10 g，鳖甲30 g（先煎），皂角刺10 g，甘草10 g。14剂，水煎服。

2020年8月1日二诊：嘱服药3个月后复查，腹胀，多汗，舌暗淡，加姜半夏10 g，继予14剂，代煎。

2020年8月22日三诊：反胃，小腹痛已愈，舌暗苔薄腻，加陈皮10 g，砂仁10 g，继予14剂。

2020年9月12日四诊：小腹稍痛，手脚凉好转，继予原方14剂。

2020年11月10日五诊：卵巢囊肿从5.7 cm缩小到2.8 cm，继予原方14剂。

2020年12月8日六诊：手脚冷减，烧心，打嗝，继予原方14剂。

2020年12月29日七诊：继予原方14剂。

按：患者手足冷，舌暗齿痕，苔白腻，脉弦细，为脾肾两虚之证。方中小茴香、炮姜温经散寒，延胡索、莪术行气活血止痛，蒲公英、天花粉消肿排脓散结，当归、赤芍养血，鳖甲软坚散结，甘草调和诸药。全方共奏温阳散结之功。患者兼有脾胃不和，故又加姜半夏以和胃降逆，加陈皮、砂仁以醒胃健脾。

9. 经期头痛

每值经期或经行前后，出现以头痛为主的病症，称为"经期头痛"。"经期头痛"的主要发病机理是气血、阴精不足，经行之后，气血阴精更亏，清窍失养；或由痰、瘀之邪，值经期随冲气上逆，邪气上扰清窍而致痛。《张氏医通·头痛门》记载："每遇经行辄头痛、气满、心下怔忡、食之减少、肌肤不泽，此痰湿为患也。"大多数医家认为该病与肝郁、血虚有关，历代文献很少记载经行头痛的病因病机，最终归结于气血不足引起不荣则痛，或痰瘀之邪引起不通则痛。现代医学将经期头痛归属于经前期综合征，其发病机制尚不完全明确。研究表明经期头痛与激素水平有一定的关系，其中雌激素水平的变化为主要因素。也有研究认为月经失血，导致了短暂的相对贫血及偏头痛。

经期头痛以头痛伴随月经周期性发作为辨证要点。其中气血虚弱者，素体虚弱，或大病久病，耗伤气血，或劳倦伤脾，气血化源不足，经行之际，气血下注冲任，气血更虚，不足以濡养清窍，可致头痛。证候为经期或经后头痛，心悸气短，神疲体倦，月经量少，色淡质稀，面色苍白，舌淡，苔薄，脉细弱。阴虚阳亢者，素体阴虚，或房劳多产，耗伤精血，经行则冲任阴血外泄，致肾阴更虚，而肝阳益亢，风阳上扰清窍，而致头痛。证候为经期或经后头痛，或巅顶痛，头晕目眩，口苦咽干，烦躁易怒，腰酸腿软，手足心热，经量少，色鲜红，舌红，苔少，脉细数。瘀血阻滞者，则因情志不畅，气滞而血瘀，或经期产后，感受寒热之邪，瘀血内留，经前冲气偏盛，冲气挟瘀血上逆，阻滞脑络，"不通则痛"，故致头痛。主要证候为经前或经期头痛，小腹疼痛拒按，胸闷不舒，经色紫黯有块，舌紫黯，边尖有瘀点，脉沉弦或涩而有力。

陈宝贵教授治疗经期头痛，根据辨证寒热虚实遣方用药，虚证者补气养血以止痛，实证者行气活血以止痛，并常配伍祛风药以调畅气机。用药常以川芎茶调散加减。川芎茶调散是《太平惠民和剂局方》中疏散风寒、通络止痛之方，本为风寒头痛而设，陈宝贵教授随证加减，治疗多种头痛。川芎为头痛要药，善祛风活血而止头痛。羌活、细辛、防风疏风止痛，其中羌活善治太阳经头，细辛善治少阴经头痛。此外，多用茺蔚子活血调经，清肝明目，《本草纲目》中言其"治风解热，顺气活血，养肝益心，安魂定魄，调女人经脉，崩中带下，产后胎前诸病"。天麻为治眩晕、头痛之要药，有息肝风、平肝阳之效。气血虚弱者，用当归、黄芪、枸杞子益气养血，并加行气药如陈皮、香附、沉香、焦三仙以防壅滞。标证重者，少投虫类药如全蝎以搜风剔络。

病案

陈某，女，38岁，2019年03月21日初诊。

主症：失眠多梦，经期头痛，劳累后加重，近期加重，痛经伴头晕，月经量少色黑，口腔溃疡反复发作，舌胖暗，齿痕，脉滑。

诊断：头痛。

证属：下焦虚寒。

治则：温阳益气，活血止痛。

处方：川芎10 g，细辛3 g，茺蔚子30 g，当归10 g，丹参30 g，三七3 g（冲服），羌活10 g，艾叶10 g，佛手10 g，甘草10 g，桃仁10 g。14剂，水煎服。

2019年4月4日二诊：诸症减，仍头痛，加天麻10 g、全蝎5 g，继服14剂。

2019年4月18日三诊：耳鸣，头痛，寐差，易口腔溃疡，诉三七、溃疡散未服，加蝉蜕15 g，继服14剂。另予补肾安神胶囊。

2019年4月30日四诊：诸症减，继予原方7剂。

药后痊愈。

按：患者下焦虚寒，气血化源不足，故月经量少；头面清窍失养，故头晕、头痛；血不养心，则失眠多梦、舌胖有齿痕。血受寒凝成瘀，故月经色黑，舌暗，脉滑。治疗宜温阳益气，活血止痛。方中川芎祛风活血而止头痛，羌活、细辛疏风止痛，茺蔚子、丹参、桃仁、当归活血益气调经，佛手理气，艾叶温阳，三七活血化瘀止痛，甘草调和诸药。二诊仍有头痛，故加全蝎以搜风，天麻以降风。三诊加蝉蜕以疏风，并予补肾安神胶囊以宁心安神。患者服用后病情好转，继予原方，药后痊愈。

10. 月经过少

月经过少是一种常见的月经失调性疾病，是指月经周期正常，但经量明显少于平时正常经量的1/2，或少于20 mL，或行经时间不足2天，甚或点滴即净者，又称"经水涩少""经水少""经量过少"等。月经过少病名始见于晋代王叔和的《脉经》："经水少，不如前者，何也？师曰：曾更下利，若汗出、小便利者可，何以故？师曰：亡其津液，故令经水少。"认为月经过少的病机在于"亡其津液"。隋朝巢元方的《诸病源候论》也有记载："若寒温乖适，经脉则虚，有风冷乘之，邪搏于血，或寒或温，寒则血结，温则血消，故月水乍多乍少，为不调也。"指出月经过少多因阴津亏虚或外邪入侵所致。宋代陈自明《妇人大全良方》中也有对妇人"月水不利"的记载："妇人月水不利者，由劳伤血气，致令体虚，而受风冷邪气，风冷客于胞内，损伤冲任之脉，并手太阳、少阴之经，致胞络内血绝不通故也。"综上所述，月经过少发病机理有虚实之别，虚者为营阴亏耗，血海不充；实者为血海瘀滞，血行受阻。同时月经过少与五脏的关系密不可分，概而论之不外乎虚实两端，虚则肾虚、血虚，实则血瘀、痰湿。肾虚者，因先天禀赋不足，或早婚多产，或频频小产，或房劳过度，损伤肾气，精血不足，冲任虚损，血海空虚，而致月经量少。血虚者，素体虚弱，或大病久病耗伤阴血，或产乳过多，或脾胃虚损，化源不足，冲任失养，血海不充，而致月经过少。血瘀者，忧思恚怒，肝气郁结，瘀血内阻。冲任受阻，血行不畅而致月经过少。痰湿者，素体肥胖，或阳虚之体，加之饮食劳倦所伤，脾虚运化无权，水湿内停，湿聚成痰，痰湿阻于冲任而致月经量少。现代医学中没有与月经过少相对应的病名，月经过少本身不是一种疾病，而是子宫发育不良、子宫内膜结核、子宫内膜炎、性功能低下及人工流产术后等原因造成的一种症状。月经过少常与月经后期同时并见，如不及时调治，可发展为闭经、不孕，是临床上卵巢储备功能下降、卵巢早衰等疾病的隐患，严重影响女性的身心健康。现代医学认为，月经周期调节是一个非常复杂的过程，主要涉及下丘脑、垂体和卵巢。除了下丘脑、垂体和卵巢激素之间的相互调节外，抑制素-激活素-卵泡抑制素系统也参与下丘脑-垂体-卵巢轴（HPO）对月经周期的调节。此外，HPO的神经内分泌活动还受大脑高级中枢影响。以上任何一个环节的问题都会导致月经过少。

陈宝贵教授认为月经过少多因于气血两虚，或先天禀赋不足、后天劳损病伤，致冲任不足、气血两虚。或因暗耗气血，致气虚血少，冲任失养，血海不盈，宫血不旺。脾为气血生化之源，脾运失健，气血生化乏源，久则气血两虚。气血两虚型之月经过少，治宜补气养血，健脾养心。方用归脾汤加减。归脾汤是气血并补之剂，原载于宋代严用和的《济世方》，用治"思虑过度，劳伤心脾，健忘怔忡"之证。元代危亦林在《世医得效方》中增加治疗脾不统血、气血妄行所致吐血下血之证。明代薛己在《内科摘要》中增补当归、远志两味药物，并增补治疗惊悸、盗汗、嗜卧、食少、月经不调等证，为历代医家所推崇，凡属心脾两虚、气血不足者，皆可随证加减应用。明代李梃《医学入门·妇人门》中根据月经过少病因的寒热进行治疗："来少色和者，四物汤。点滴欲闭，潮烦，脉数者，四物汤去芎、地，加泽兰叶三倍，甘草少许，十味香附丸；内寒血涩来少，或日少五六日以上者，四物汤加桃仁、红花、牡丹皮、葵花。"陈宝贵教授认为导致月经不调的因素很多，但当代青年女性，常贪凉饮冷，饮食不节，即使在月经期亦常如此。寒主收引凝滞，经期产后，感受寒邪，或过食寒凉生冷，寒客冲任，与血搏结，以致气血凝滞不畅，出现月经量少，故临证见月经过少，面色无华，畏寒肢冷，腰膝酸冷，带下清稀，舌质淡，苔薄或薄白，脉细弱或沉迟。辨证为下焦虚寒，治宜补肾散寒。常用艾叶、炮姜温经散寒；桃仁、红花、丹参、香附活血祛瘀；益母草、当归活血调经。《诸病源候论》言："肾藏精，精者，血之所成也。"傅氏有言："经水出诸于肾，而肝为肾之子，肝郁则肾亦郁矣。"月经的产生以肾为主导，若先天禀赋不足，或房劳久病，屡孕屡堕致肾精亏虚，精血乏源，则出现月经过少；肝藏血，主疏泄，肝血下注冲脉，调节月经周期及经量，若情志抑郁，肝气不疏，经脉不畅，冲任不通，则出现月经过少甚或闭经。肝肾同居下焦，精血同源而互生，同为月经的物质基础。陈宝贵教授在临床上多以疏肝肾之气、补肝肾之精血为法治疗月经过少，兼有瘀血之证的患者佐以化瘀，使精血充盛，肝气调达,气血通畅,经水自旺矣。其常用药物有女贞子、墨旱莲以滋补肝肾;川芎、香附、柴胡以疏肝理气;益母草、当归以活血调经。如《证治准绳·女科》所说:"经水涩少,为虚为涩,虚则补之,涩则濡之。"

病案

李某,女,33岁,2019年4月15日初诊。

主症:月经量少,经期错后,经暗有血块,腰膝酸冷,纳可,寐可,二便调。舌淡暗,苔薄白,脉弦。

证属:下焦虚寒,瘀血内阻。

治则:补肾散寒,活血调经。

处方:益母草30 g,当归10 g,川芎10 g,艾叶10 g,炒杜仲15 g,丹参30 g,鹿角片15 g(先煎),甘草10 g。

14剂,水煎服,分早中晚三次温服,日一剂。

二诊(4月29日):咽痒,舌尖红,加牵牛子10 g、赤芍15 g,14剂,水煎服。

三诊(5月13日):月经愆期7天,辨证属下焦虚寒,去牵牛子、赤芍,加红花10 g,桃仁10 g,14剂,水煎服。

四诊(6月3日):神经性头痛,嘱查脑地形图,取原方14剂,水煎服。

药后月经色量正常。

按:《医学正传·妇人科》指出:"月经全借肾水施化,肾水既乏,则经血日以干涸……渐而至于闭塞不通。"肾虚不足,气化温煦功能失施,导致下焦虚寒,肾精无以化气血而气血不足。

该患者寒邪客于下焦，致气血凝滞不畅，故见月经量少，兼有血块，可知有瘀血。腰膝酸冷、舌脉等均可佐证下焦虚寒，瘀血内阻。故予艾叶、鹿角片补肾益精，温经散寒；桃仁、红花、赤芍、丹参、益母草、当归、香附活血祛瘀；杜仲、女贞子阴阳同调，滋补肝肾。甘草调和诸药。全方共奏补肾散寒，活血调经之法，经治疗后诸症减轻，月经正常，充分体现了中医整体调整的治病观念。

第三部分

陈宝贵辨治更年期综合征的组方用药规律

1. 研究内容

1.1 研究目的

以客观数据为依据，运用多种数据挖掘技术，综合分析、整理陈宝贵教授治疗更年期综合征的组方用药规律，以期能够更好地指导临床。

1.2 研究对象

1.2.1 资料来源

选取2012年1月至2018年12月陈宝贵教授门诊病案资料，将门诊病案资料全部录入OneNote建档，根据主题词"更年期"搜索所有相关病案，筛选出相应时段的病例资料，内容包括患者的年龄、四诊资料、证型及处方用药。再根据纳入标准及排除标准对其进行筛选，最后得出的病案资料即为本研究的目标病案。

1.2.2 诊断标准及证型标准

参照张玉珍主编《中医妇科学》第二版及朱文锋主编《中医诊断学》第二版制定以下诊断标准及证型标准。

1.2.2.1 诊断标准

①发病年龄：40～60岁。

②主要症状：月经紊乱或已停经，或绝经期间出现烘热汗出，或潮热面红，或情志异常等症状。

③次要症状：腰背酸痛、头晕耳鸣；或胁肋胀痛、乳房胀痛、头痛；或心悸怔忡、心烦不宁、失眠多梦；或皮肤干燥、皮肤瘙痒、手足心热、阴道干涩灼热、性交痛，口干便秘；或腰背冷痛、畏寒肢冷、精神萎靡、面浮肢肿、性欲淡漠、小便清长、夜尿频多等。

④舌脉：舌淡红或偏红，苔薄白或薄黄，脉细数或沉细。

1.2.2.2 证型标准

在诊断标准确立的前提下，心肾不交证伴见心悸怔忡，心烦失眠，健忘耳鸣，舌红少苔，脉细数等；肝郁脾虚证伴见脘胁胀痛、嗳气、吞酸、情绪抑郁、便溏，舌淡红、苔薄白或黄，脉弦等；肝肾亏虚证伴见头晕耳鸣，烘热汗出，五心烦热，颧红，舌红苔少，脉弦细数等；气阴两虚证伴见神疲乏力、口干欲饮，舌质红或淡，脉细等；心脾两虚证伴见心悸神疲，头晕纳呆，腹胀便溏，舌淡，脉弱等；肾虚血瘀证伴见月经有血块，经行小腹刺痛，腰膝酸痛，头晕耳鸣，肢体麻木或疼痛，肌肤甲错，舌暗或有瘀斑，脉细涩等；脾肾两虚证伴见面浮肢肿，倦怠乏力，畏寒肢冷，腰膝冷痛，舌淡胖，苔白滑，脉沉迟无力等；肝郁气滞证伴见胁肋部、乳房、少腹等肝经循行部位胀痛，性情急躁易怒或情绪抑郁，舌苔薄白，脉弦等；气虚证伴见气短、乏力、神疲、脉虚等。

1.2.3　纳入、排除标准

1.2.3.1　纳入标准

①符合中医更年期综合征诊断标准及证型标准。

②数据完整，至少包含年龄、四诊资料、处方用药等内容。

③依据改良 Kupperman 评分标准，纳入治疗后有效及显效者。

以上3项标准必须同时满足，方可纳入研究。

1.2.3.2　排除标准

①无确切诊断依据者。

②因各种因素而数据不完整者。

③双侧卵巢切除，子宫卵巢肿瘤或乳腺肿瘤患者。

④治疗后症状依据改良 Kupperman 评分标准评定为无效或加重者。

以上满足1项即可排除。

1.3　研究方法

1.3.1　数据库的建立

根据陈宝贵教授2012年1月至2018年12月临证的全部病例资料，以"更年期"为主题词，结合诊断标准、证型标准、纳入标准、排除标准筛选目标病例，合并同一患者不同诊次处方，建立 Excel 病例数据库，并根据统计需要导入相应统计软件进行数据分析。

1.3.2 数据预处理

为了确保资料的一致性，以便后期进行数据挖掘，需要对症状以及中药名称进行规范化统一，症状名称参考《中医诊断学》（朱文锋主编）予以规范，中药及其炮制品名称参照《中药学》（高学敏主编）予以规范。

表1 中药名称规范前后

序号	规范前	规范后
1	清半夏、姜半夏、半夏	半夏
2	川连、黄连	黄连
3	元参、玄参	玄参
4	元胡、延胡索	延胡索
5	枣仁、炒枣仁	酸枣仁
6	旱莲草、墨旱莲	墨旱莲
7	生龙骨	龙骨
8	生牡蛎	牡蛎
9	炒薏米、苡仁	薏苡仁
10	川断、续断	续断
11	生地、生地黄	生地黄
12	熟地、熟地黄	熟地黄
13	山臾肉、山茱萸	山茱萸
14	蝉衣、蝉蜕	蝉蜕

续表

序号	规范前	规范后
15	菖蒲、石菖蒲	石菖蒲
16	草决明、决明子	决明子
17	白及、白芨	白及
18	丹皮、牡丹皮	牡丹皮
……		

表2　症状描述规范前后

序号	规范前	规范后
1	月经量少、月经先期、月经错后、崩漏、	月经不调
2	绝经、闭经	闭经
3	少寐、寐欠安、睡眠差、眠差、失眠	失眠
4	眼花、视物模糊、视物不清	视物昏花
5	便干、大便偏干、大便干结	便秘
6	大便溏、大便溏薄、大便不成形、便质稀	便溏
7	纳少、纳差、纳食减少、不思饮食	纳呆
8	易怒、脾气大、急躁、	急躁易怒
9	周身无力、疲乏感	倦怠乏力
10	情绪不高、心情抑郁	情绪低落
11	胃脘胀满、胃胀、脘痞、脘满	胃脘胀满
12	自汗、盗汗、容易出汗	多汗
13	心慌、心悸、惊悸不安、早搏	心悸
……		

1.3.3　统计分析

1.3.3.1　计数资料统计

将数据库资料内容采用软件Microsoft Excel进行统计分析。计数资料采用频数、频率进行统计描述。根据分析结果，着重从症状、舌脉、证型、用药等方面总结陈宝贵教授治疗更年期综合征的组方用药规律。

1.3.3.2　聚类分析

采用软件SPSS 23.0，将药物数据导入，采用皮尔逊相关系数进行定义计算并生成二叉谱系图，根据组间距离划分为不同的类，据此将药物进行分类。

1.3.3.3　关联分析

采用软件SPSS Modeler 18.0，将药物原始数据导入软件，建立Apriori算法的关联规则模型，并生成关联表格，将关联规则下筛选出的具有较强关联性的药物重新建立Excel数据库后导入网络图形生成关联网络图，并根据支持度、置信度、提升度等相关参数对关联结果进行分析。

1.3.3.4　复杂网络

采用软件Liquorice进行构建，将原始Excel病例数据库重新整理、合并，将包含症状、证型及药物的数据库导入Liquorice软件生成网络图形，根据网络的复杂程度进行适当分层，并设置度系数，使药物配伍、药物—症状、药物—证型的关系得以更直观地表现。

1.3.4 技术路线

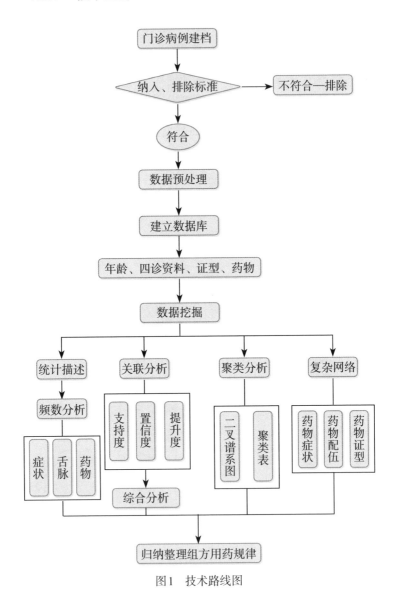

图1 技术路线图

2. 研究结果

2.1　年龄

本研究共纳入150例病例，根据改良Kupperman评分标准，有效者105例，显效者45例，总有效率100%，总诊次达222次，平均服药15剂起效，患者平均年龄49.6岁，年龄最小41岁，最大58岁。根据研究显示纳入病例中年龄在46～50岁的患者所占比例最大，其次为51～55岁。

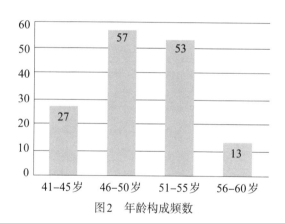

图2　年龄构成频数

2.2　症状频率

根据病案中的症状记载，得出频率高于5%的症状频率表，从表3中可以看出，频率最高的前5个症状依次是失眠、闭经、月经不调、多汗、心悸，其频率分别为76.00%、50.67%、49.33%、43.33%、33.33%。其次的兼证有倦怠乏力、急躁易怒、畏寒肢冷、胃脘胀满、头晕、心烦、气短、纳呆、烘热、健忘、胸闷等。

表3　症状频率

症状	频数	频率	症状	频数	频率
失眠	114	76.00%	烘热	21	14.00%
闭经	76	50.67%	健忘	21	14.00%
月经不调	74	49.33%	胸闷	16	10.67%
多汗	65	43.33%	腰酸	14	9.33%
心悸	50	33.33%	口干	12	8.00%
倦怠乏力	42	28.00%	便秘	12	8.00%
急躁易怒	38	25.33%	便溏	12	8.00%
畏寒肢冷	38	25.33%	情志抑郁	12	8.00%
胃脘胀满	35	23.33%	潮热	11	7.33%
头晕	32	21.33%	项背痛	10	6.67%
心烦	31	20.67%	目睛干涩	9	6.00%
气短	29	19.33%	嗳气	9	6.00%
纳呆	25	16.67%	口苦	8	5.33%

2.3　舌脉资料分布

2.3.1　舌象频数统计

从表4可以看出，本研究纳入患者中出现的高频率舌象为舌暗、舌暗淡、舌暗红、苔白腻，频率依次为31.33%、21.33%、16.67%、16.67%，因为薄白苔为正常舌象，故不予讨论。

表4 舌象频数

舌质	频数	频率	舌苔	频数	频率
暗	47	31.33%	薄白	116	77.33%
暗淡	32	21.33%	白腻	25	16.67%
暗红	25	16.67%	黄腻	7	4.67%
淡	17	11.33%	薄黄	1	0.67%
红	16	10.67%	黄	1	0.67%
淡红	9	6.00%			
胖	4	2.67%			

2.3.2 脉象频数统计

从表5可以看出，滑脉、弦滑脉、细脉、弦脉为高频脉象，频率依次为33.33%、21.33%、14.00%、8.00%。

表5 脉象频率

脉象	频数	频率
滑	50	33.33%
弦滑	32	21.33%
细	21	14.00%
弦	12	8.00%
滑细	7	4.67%
弦细	6	4.00%
滑细数	3	2.00%

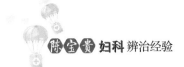

续表

脉象	频数	频率
滑数	3	2.00%
数	3	2.00%
细数	2	1.33%
沉	2	1.33%
沉细滑	2	1.33%
沉弦	2	1.33%
弦滑数	2	1.33%
沉滑	1	0.67%
涩	1	0.67%
弦滑细	1	0.67%

2.4 证型统计

表6显示本研究数据中以心肾不交、肝郁脾虚、肝肾亏虚三种证型最多，其频率分别为24.00%、22.00%、21.33%。

表6 证型频率

证型	频数	频率
心肾不交	36	24.00%
肝郁脾虚	33	22.00%
肝肾亏虚	32	21.33%
气阴两虚	16	10.67%

92

续表

证型	频数	频率
心脾两虚	11	7.33%
肾虚血瘀	10	6.67%
脾肾两虚	7	4.67%
肝郁气滞	3	2.00%
气虚证	2	1.33%

2.5 药物统计

2.5.1 药物频数统计

本研究纳入的病案中共涉及139味药，每张方剂平均12～13味药，现将用药频率在5%以上的药物频数统计如下，可以看出除甘草外（甘草存在于所有处方中，故不认为其有统计学意义），使用频率最高的前10味药物分别是女贞子、墨旱莲、沉香、合欢皮、郁金、龙骨、砂仁、石菖蒲、牡蛎、枸杞子，频率依次为62.00%、61.33%、61.33%、56.67%、42.00%、28.00%、26.00%、24.67%、24.00%、24.00%。

表7 用药频率

中药	频数	频率	中药	频数	频率
甘草	150	100.00%	干姜	20	13.33%
女贞子	93	62.00%	茯神	19	12.67%
墨旱莲	92	61.33%	枳壳	18	12.00%

中药	频数	频率	中药	频数	频率
沉香	92	61.33%	香橼	18	12.00%
合欢皮	85	56.67%	焦山楂	17	11.33%
郁金	63	42.00%	焦神曲	17	11.33%
龙骨	42	28.00%	焦麦芽	17	11.33%
砂仁	39	26.00%	续断	16	10.67%
石菖蒲	37	24.67%	厚朴	16	10.67%
牡蛎	36	24.00%	红参	14	9.33%
枸杞子	36	24.00%	赤芍	14	9.33%
灵芝	35	23.33%	细辛	13	8.67%
远志	35	23.33%	连翘	13	8.67%
丹参	35	23.33%	红花	13	8.67%
半夏	34	22.67%	大黄	13	8.67%
酸枣仁	33	22.0%	柴胡	12	8.0%
葛根	31	20.67%	菊花	12	8.0%
佛手	31	20.67	玉竹	11	7.33%
香附	26	17.33%	太子参	10	6.67%
五味子	25	16.67%	黄连	10	6.67%
杜仲	25	16.67%	白术	10	6.67%
当归	24	16.00%	麦冬	9	6.0%

续表

中药	频数	频率	中药	频数	频率
生地黄	24	16.00%	防风	9	6.0%
黄芪	24	16.00%	桃仁	9	6.0%
益母草	23	15.33%	天麻	9	6.0%
川芎	23	15.33%	薏苡仁	8	5.33%
淫羊藿	22	14.67%	山茱萸	8	5.33%
陈皮	21	14.00%	桂枝	8	5.33%
茯苓	21	14.00%	钩藤	8	5.33%

2.5.2 药物剂量统计

将本研究中用药频率在5%以上的药物用量统计如下表。由表8可知常用药的药量在10～30 g比较集中，五味子的用量集中在5 g，沉香、郁金、砂仁、远志、半夏、佛手、陈皮、干姜、香橼、焦山楂、焦神曲、焦麦芽、厚朴、红参、红花、大黄、柴胡、黄连、防风、桃仁、天麻、桂枝等药物的用量集中在10 g，女贞子、墨旱莲、合欢皮、酸枣仁、香附、杜仲、当归、生地黄、淫羊藿、茯苓、茯神、续断、赤芍、连翘、菊花、玉竹、山茱萸、钩藤的用量集中在15 g，龙骨、牡蛎、枸杞子、灵芝、益母草、川芎、太子参、薏苡仁的用量集中在30 g，石菖蒲的用量为20～30 g，远志的用量为5～10 g，丹参、葛根的用量多为15～30 g，黄芪的用量多为20～30 g，枳壳的用量多为10～20 g，白术的用量为10～20 g，麦冬的用量为15～20 g。

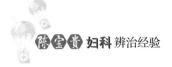

表8 药物剂量统计

序号	药物	用量									频数
		3 g	5 g	6 g	10 g	15 g	20 g	30 g	50 g	60 g	
1	甘草				148		1				149
2	女贞子					86	4	3			93
3	墨旱莲					85	4	3			92
4	沉香	1	69		22						92
5	合欢皮				1	84					85
6	郁金				62			1			63
7	龙骨							41		1	42
8	砂仁				39						39
9	石菖蒲					5	16	16			37
10	牡蛎							36			36
11	枸杞子						3	33			36
12	灵芝					2	7	26			35
13	远志		11	1	23						35
14	丹参					10	13	12			35
15	半夏				33	1					34
16	酸枣仁				2	31					33
17	葛根					4	13	14			31
18	佛手				31						31
19	香附				3	17	6				26

序号	药物	用量									频数
		3 g	5 g	6 g	10 g	15 g	20 g	30 g	50 g	60 g	
20	五味子		20	1	4						25
21	杜仲				2	16	4	3			25
22	当归				8	16					24
23	生地黄				2	17	3	2			24
24	黄芪					1	10	13			24
25	益母草							23			23
26	川芎							23			23
27	淫羊藿				2	17	3				22
28	陈皮				21						21
29	茯苓				2	12	3	4			21
30	干姜		2		18						20
31	茯神				1	11	6	1			19
32	枳壳				4	9	5				18
33	香橼				18						18
34	焦山楂				17						17
35	焦神曲				17						17
36	焦麦芽				17						17
37	续断					15		1			16
38	厚朴				15	1					16
39	红参		4		9		1				14

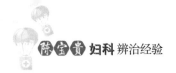

序号	药物	用量									频数
		3 g	5 g	6 g	10 g	15 g	20 g	30 g	50 g	60 g	
40	赤芍				1	13					14
41	细辛	13									13
42	连翘				1	11		1			13
43	红花				12	1					13
44	大黄		1		12						13
45	柴胡				12						12
46	菊花					12					12
47	玉竹					7	2	2			11
48	太子参				1		3	6			10
49	黄连				9	1					10
50	白术				2	3	5				10
51	麦冬				1	4	4				9
52	防风				9						9
53	桃仁				8	1					9
54	天麻				9						9
55	薏苡仁					1	1	5	1		8
56	山茱萸				2	5		1			8
57	桂枝		1		7						8
58	钩藤					8					8

2.5.3 药物关联分析

关联分析又称关联挖掘，是一种简单实用的分析技术，简而言之就是依据大样本数据发现样本中不同事物之间的关联性或相关性，从而描述这些事物同时出现的规律和模式。在本研究中，关联分析将用于提取药物之间隐藏的配伍规律。

支持度百分比：表示同时包含前项药物和后项药物的处方占本研究所有处方即150首处方的比例，据此可以筛选出高频药物组合。

置信度百分比：表示使用包含前项药物中同时包含后项药物的比例，即同时使用前项药物和后项药物的处方占使用前项药物处方的比例，它可以提示在高频药物组合中使用前项药物后使用后项药物的概率。

提升度：表示"使用前项药物的处方中同时使用后项药物的比例"与"使用后项药物的比例"的比值，它反映了关联规则中前项药物与后项药物的关联性，提升度 >1 且越高表明正相关性越强，提升度 <1 且越低则负相关性越高，提升度 $=1$ 表示两者相互独立。

由于支持度百分比、置信度百分比以及提升度三个参数在使用时各有利弊，如支持度百分比适合分析在研究病例中出现的高频药物组合，但是并不能说明它们之间的关联性；置信度百分比表示药物组合中使用前项药物后使用后项药物的概率，置信度越高，说明当前项出现时，后项出现的概率越大，提示它们可能为关联性越强的药物组合；提升度则能准确表示药物之间的关联性，为了提高药物关联性之间的准确性，往往需要综合分析三个参数。

本研究中，关联分析主要用于筛选陈宝贵教授治疗更年期综合征的配伍用药规律，为了更加全面地进行挖掘，将所选数据设置为三个不同的参数分别论述（甘草存在于每张处方中，故不认为与其他药存在关联性，不参与统计讨论）。

以支持度≥50%、置信度≥20%、提升度≥1.0筛选高频药物组合。综合考虑三个参数之后得出墨旱莲-女贞子、沉香-郁金、酸枣仁-合欢皮的关联性最好，提示其可能为陈宝贵教授治疗更年期综合征的高频配伍药对。结果如下表：

表9 高频药物组合关联分析结果

后项	前项	频数	支持度百分比	置信度百分比	提升度
女贞子	墨旱莲	92	61.333	100.0	1.613
墨旱莲	女贞子	93	62.0	98.925	1.613
墨旱莲	合欢皮	85	56.667	70.588	1.151
女贞子	合欢皮	85	56.667	70.588	1.139
郁金	沉香	92	61.333	66.304	1.579
合欢皮	墨旱莲	92	61.333	65.217	1.151
合欢皮	女贞子	93	62.0	64.516	1.139
沉香	合欢皮	85	56.667	62.353	1.017
沉香	墨旱莲	92	61.333	61.957	1.01
墨旱莲	沉香	92	61.333	61.957	1.01
合欢皮	沉香	92	61.333	57.609	1.017

续表

后项	前项	频数	支持度百分比	置信度百分比	提升度
郁金	合欢皮	85	56.667	43.529	1.036
郁金	墨旱莲	92	61.333	42.391	1.009
龙骨	墨旱莲	92	61.333	36.957	1.32
龙骨	女贞子	93	62.0	36.559	1.306
酸枣仁	合欢皮	85	56.667	36.471	1.658
龙骨	合欢皮	85	56.667	32.941	1.176
牡蛎	墨旱莲	92	61.333	32.609	1.359
牡蛎	女贞子	93	62.0	32.258	1.344
龙骨	沉香	92	61.333	31.522	1.126
石菖蒲	女贞子	93	62.0	31.183	1.264
枸杞子	合欢皮	85	56.667	30.588	1.275
牡蛎	合欢皮	85	56.667	30.588	1.275
石菖蒲	墨旱莲	92	61.333	30.435	1.234
灵芝	合欢皮	85	56.667	29.412	1.261
砂仁	合欢皮	85	56.667	29.412	1.131
砂仁	沉香	92	61.333	29.348	1.129
远志	女贞子	93	62.0	29.032	1.244
酸枣仁	墨旱莲	92	61.333	28.261	1.285
灵芝	墨旱莲	92	61.333	28.261	1.211

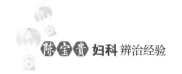
续表

后项	前项	频数	支持度百分比	置信度百分比	提升度
远志	墨旱莲	92	61.333	28.261	1.211
牡蛎	沉香	92	61.333	28.261	1.178
酸枣仁	女贞子	93	62.0	27.957	1.271
灵芝	女贞子	93	62.0	27.957	1.198
枸杞子	女贞子	93	62.0	27.957	1.165
枸杞子	墨旱莲	92	61.333	27.174	1.132
远志	合欢皮	85	56.667	25.882	1.109
石菖蒲	合欢皮	85	56.667	25.882	1.049
丹参	女贞子	93	62.0	24.731	1.06
半夏	沉香	92	61.333	23.913	1.055
酸枣仁	沉香	92	61.333	23.913	1.087
灵芝	沉香	92	61.333	23.913	1.025
丹参	墨旱莲	92	61.333	23.913	1.025
佛手	沉香	92	61.333	22.826	1.104

以支持度≥10%，置信度≥10%，提升度≥3.0，用于显示出现频率可能不高但是相关性较强的药物组合。综合考虑三个参数后得出焦山楂-焦神曲-焦麦芽、当归-益母草、淫羊藿-五味子、佛手-香橼、石菖蒲-远志、益母草-杜仲、当归-杜仲、佛手-干姜、龙骨-牡蛎可能为非高频固定配伍药对。结果如下表：

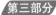

表10 非高频药物组合关联分析结果

后项	前项	频数	支持度百分比	置信度比分比	提升度
焦神曲	焦麦芽	17	11.333	100.0	8.824
焦麦芽	焦神曲	17	11.333	100.0	8.824
焦山楂	焦麦芽	17	11.333	100.0	8.824
焦麦芽	焦山楂	17	11.333	100.0	8.824
焦山楂	焦神曲	17	11.333	100.0	8.824
焦神曲	焦山楂	17	11.333	100.0	8.824
桃仁	益母草	23	15.333	39.13	6.522
红花	益母草	23	15.333	47.826	5.518
当归	益母草	23	15.333	86.957	5.435
益母草	当归	24	16.0	83.333	5.435
桃仁	杜仲	25	16.667	32.0	5.333
五味子	淫羊藿	22	14.667	86.364	5.182
淫羊藿	五味子	25	16.667	76.0	5.182
红花	杜仲	25	16.667	44.0	5.077
桃仁	当归	24	16.0	29.167	4.861
桂枝	续断	16	10.667	25.0	4.688
佛手	香橼	18	12.0	94.444	4.57
香橼	佛手	31	20.667	54.839	4.579.
红花	当归	24	16.0	37.5	4.327

后项	前项	频数	支持度百分比	置信度比分比	提升度
钩藤	川芎	23	15.333	21.739	4.076
石菖蒲	远志	35	23.333	100.0	4.054
远志	石菖蒲	37	24.667	94.595	4.054
细辛	川芎	23	15.333	34.783	4.013
杜仲	益母草	23	15.333	65.217	3.913
益母草	杜仲	25	16.667	60.0	3.913
桃仁	香附	26	17.333	23.077	3.846
菊花	川芎	23	15.333	30.435	3.804
桂枝	干姜	20	13.333	20.0	3.75
干姜	香橼	18	12.0	50.0	3.75
香橼	干姜	20	13.333	45.0	3.75
杜仲	当归	24	16.0	62.5	3.75
当归	杜仲	25	16.667	60.0	3.75
枳壳	厚朴	16	10.667	43.75	3.646
厚朴	枳壳	18	12.0	38.889	3.646
佛手	干姜	20	13.333	75.0	3.629
干姜	佛手	31	20.667	48.387	3.629
天麻	川芎	23	15.333	21.739	3.623
红花	香附	26	17.333	30.769	3.55

续表

后项	前项	频数	支持度百分比	置信度比分比	提升度
山茱萸	续断	16	10.667	18.75	3.516
龙骨	牡蛎	36	24.0	97.222	3.472
牡蛎	龙骨	42	28.0	83.333	3.472
桂枝	淫羊藿	22	14.667	18.182	3.409
麦冬	五味子	25	16.667	20.0	3.333
黄连	香橼	18	12.0	22.222	3.333
枳壳	香橼	18	12.0	38.889	3.241
香橼	枳壳	18	12.0	38.889	3.241
桂枝	黄芪	24	16.0	16.667	3.125
山茱萸	生地黄	24	16.0	16.667	3.125
黄连	半夏	34	22.667	20.588	3.088
黄连	干姜	20	13.333	20.0	3.0

以支持度≥30%、置信度≥60%、提升度≥1.0用于多个药物的组合与单个药物间的关联性，统计结果如下表。

表11 多个药物组合与单个药物间的关联分析结果

后项	前项	频数	支持度百分比	置信度百分比	提升度
女贞子	墨旱莲	92	61.333	100.0	1.613
女贞子	合欢皮、墨旱莲	60	40.0	100.0	1.613

续表

后项	前项	频数	支持度百分比	置信度百分比	提升度
墨旱莲	合欢皮、女贞子	60	40.0	100.0	1.63
女贞子	墨旱莲、沉香	57	38.0	100.0	1.613
墨旱莲	沉香、女贞子	57	38.0	100.0	1.63
墨旱莲	女贞子	93	62.0	98.925	1.613
沉香	郁金	63	42.0	96.825	1.579
墨旱莲	合欢皮	85	56.667	70.588	1.151
女贞子	合欢皮	85	56.667	70.588	1.139
墨旱莲	合欢皮、沉香	53	35.333	69.811	1.138
女贞子	合欢皮、沉香	53	35.333	69.811	1.126
郁金	合欢皮、沉香	53	35.333	67.925	1.617
郁金	墨旱莲、沉香	57	38.0	66.667	1.587
郁金	沉香、女贞子	57	38.0	66.667	1.587
郁金	墨旱莲、沉香、女贞子	57	38.0	66.667	1.587
郁金	沉香	92	61.333	66.304	1.579
合欢皮	墨旱莲	92	61.333	65.217	1.151
合欢皮	墨旱莲、女贞子	92	61.333	65.217	1.151
合欢皮	墨旱莲、沉香	57	38.0	64.912	1.146
合欢皮	沉香、女贞子	57	38.0	64.912	1.146
合欢皮	墨旱莲、沉香、女贞子	57	38.0	64.912	1.146

续表

后项	前项	频数	支持度百分比	置信度百分比	提升度
合欢皮	女贞子	93	62.0	64.516	1.139
沉香	合欢皮	85	56.667	62.353	1.017
墨旱莲	郁金、沉香	61	40.667	62.295	1.016
女贞子	郁金、沉香	61	40.667	62.295	1.005
沉香	墨旱莲	92	61.333	61.957	1.01
墨旱莲	沉香	92	61.333	61.957	1.01
沉香	墨旱莲、女贞子	92	61.333	61.957	1.01
墨旱莲	郁金	63	42.0	61.905	1.009
沉香	合欢皮、墨旱莲	60	40.0	61.667	1.005
沉香	合欢皮、女贞子	60	40.0	61.667	1.005
沉香	合欢皮、墨旱莲、女贞子	60	40.0	61.667	1.005

　　用以上三个表格筛选出来的相关药物及数据再次建立Excel文档后导入SPSS Modeler 18.0，可以得到如下药物关联网络图（图3），图中粗线代表强关联，细线代表弱关联，从图中可以看出，强关联出现在女贞子-墨旱莲、沉香-郁金、龙骨-牡蛎、女贞子-沉香、墨旱莲-沉香、合欢皮-沉香、石菖蒲-远志等药物组合上。

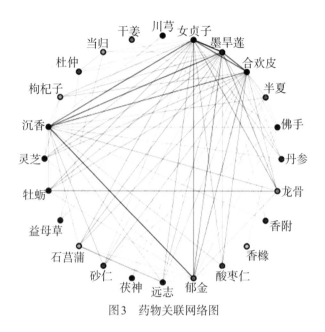

图3　药物关联网络图

2.5.4　药物聚类分析

聚类分析是将数据集中的所有数据，按照相似性划分为多个类别的一个过程。聚类分析之后应尽可能保持相同类别的数据之间具有较高的相似性，而不同类别的数据之间具有较低的相似性。它是一种无监督的分类方法，其原理是将不同样品逐次合并归类，通过计算类与类之间的距离，将距离最近的两个样品或类合并为一类，使得类的总数减1，直到最终成为一个大类，则所有分类完成。聚类分析应用于本研究中可将陈宝贵教授治疗更年期综合征的药物进行分类，从而进一步得到药物之间的配伍关系。现将频率≥5%的57味中药进行系统聚类，绘制出二叉谱系图（见图4），其中样本之间距离采用皮尔逊相关系数进行定义计算，类之间的距离采用最短法计算。

使用平均不联接（组间）的谱系图

重新标度的距离聚类组合

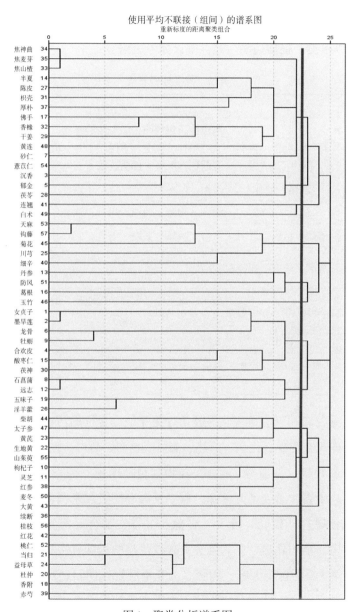

图4 聚类分析谱系图

由图4右侧竖线位置可将陈宝贵教授治疗更年期综合征的药物分为8类，根据药物功效，统计如下表格：

表12　聚类分析表格

序号	功效	药物
1	理气、健脾、化湿	焦山楂、焦神曲、焦麦芽、半夏、陈皮、枳壳、厚朴、佛手、香橼、干姜、黄连、砂仁、薏苡仁、沉香、郁金、茯苓
2	清热、健脾	连翘、白术
3	祛风、止痛	天麻、钩藤、菊花、川芎、细辛
4	活血、祛风、滋阴	丹参、防风、葛根、玉竹
5	滋阴、疏肝、安神	女贞子、墨旱莲、龙骨、牡蛎、合欢皮、酸枣仁、茯神、石菖蒲、远志、五味子、淫羊藿
6	疏肝、补气、滋阴	柴胡、太子参、黄芪、生地黄、山茱萸、枸杞子、灵芝、红参、麦冬
7	泻下	大黄
8	活血、补虚、理气、凉血	红花、桃仁、当归、益母草、杜仲、香附、赤芍

由表12可知，陈宝贵教授治疗更年期综合征的药物主要功效涉及理气、健脾、化湿、清热、祛风、止痛、活血、滋阴、疏肝、安神、补气、凉血等。第1类药物中包括用焦三仙来消食健脾；半夏、干姜、黄连辛开苦降，取半夏泻心汤之意来调理脾胃升降之机；厚朴、枳壳、佛手、香橼、沉香、郁金等相配伍可以理气和胃，消积除痞，是为陈宝贵教授治疗中焦脾胃疾病的常用药物。第3类药物中天麻、钩藤、菊花平肝熄风明目；川芎、细辛祛风通络散寒，此类药物为陈宝贵教授治疗肝肾亏虚、虚风内动

所引起的头晕目眩等症的常用药。第5类药物中女贞子、墨旱莲、淫羊藿、五味子常用于肝肾亏虚之证；合欢皮、酸枣仁、茯神、石菖蒲、远志常用于心肾不交等引起的失眠症中；龙骨、牡蛎可用于阳不敛阴所致的多汗或阴虚阳亢所致的头痛头晕等症中。第6类药物中太子参、红参、麦冬、黄芪、灵芝常用于气阴两虚证，其中灵芝被《神农本草经》归为上品最高目，记载有"益心气、安精魂、补肝益气、好颜色，久食可轻身不老、延年益寿"的作用；生地黄、山茱萸、枸杞子常用于补肾。而第8类药物的桃仁、红花、当归、益母草、杜仲、当归、赤芍、香附主要有活血化瘀、补肾调经的作用。当类之间的样本数据不足时，可能导致聚类结果太少，第3类及第7类药物即属于此种情况，故不予讨论。

2.5.5　药物复杂网络

中药处方成分复杂、种类繁多，中药复方中的药与药、症、证、药物剂量之间关系更是复杂，利用复杂网络系统，可以更直观地展现它们之间的关系，并且复杂网络系统中的层次关系也可以说明疾病主证与兼证、药物配伍应用之间的关系。

2.5.5.1　药物配伍网络

将150例病例中涉及到的全部药物导入复杂网络系统，进行同质网络构建后得到以下网络图：

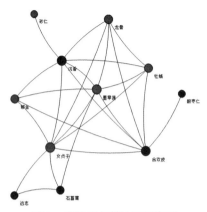

图5 药物配伍第1层网络图

依据图5可以看出女贞子、墨旱莲、沉香、郁金、合欢皮所占面积较大，提示其为陈宝贵教授治疗更年期综合征的核心药物，其次为龙骨、牡蛎、石菖蒲、远志、酸枣仁、砂仁，提示其为常用药物。

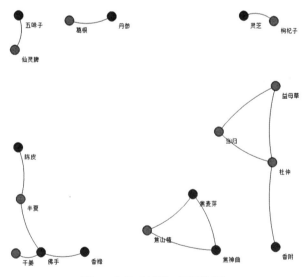

图6 药物配伍第2层网络图

在第2层网络中，关系紧密的药物有六组：①淫羊藿、五味子；②葛根、丹参；③灵芝、枸杞子；④陈皮、半夏、佛手、干姜、香橼；⑤焦山楂、焦神曲、焦麦芽；⑥当归、益母草、杜仲、香附。

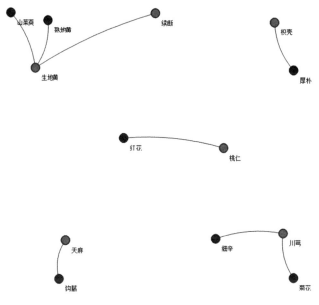

图7　药物配伍第3层网络图

在第3层网络中，关系紧密的药物有五组：①生地黄、熟地黄、山茱萸、续断；②枳壳、厚朴；③红花、桃仁；④天麻、钩藤；⑤细辛、川芎、菊花。第2、3层药物配伍子网络图为陈宝贵教授治疗兼证的常用配伍药对。

2.5.5.2　药物–症状关系网络

将药物与症状的数据导入软件构建非同质网络，得到下列各图：

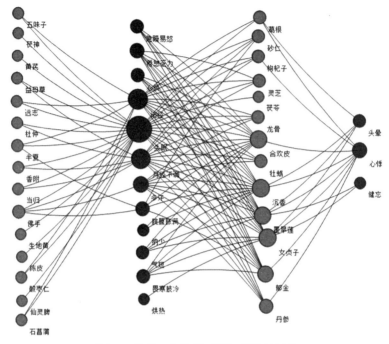

图8　药物-症状关系第1层网络图

由图8可知陈宝贵教授治疗更年期综合征主证及主要兼证的常用药物。"失眠"症状节点度最高，说明在纳入病例中失眠是更年期综合征中出现频次最高的一个症状，反映了其在本病所有症状中处于不可忽视的地位；与所有药物均相关联，表明其在本病中失眠的病机并不单一。对于闭经与月经不调，本研究将此二者分别录入，故其面积皆较失眠为小；女贞子、墨旱莲、沉香、郁金、合欢皮等药物节点面积较大，且与多数症状相连接，反映了这些药物为陈宝贵教授治疗更年期综合征的核心药物，与药物配伍第1层子网络图中的结果一致。

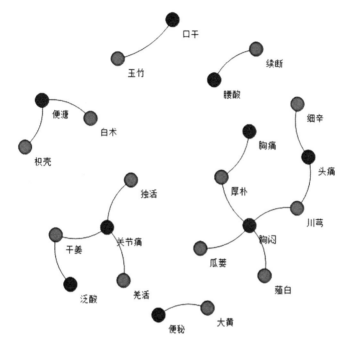

图9 药物-症状关系第2层网络图

由图9可以得出陈宝贵教授治疗更年期综合征次要兼证的常用药物：口干—玉竹；便溏—白术；腰酸—续断；关节痛—独活、羌活、干姜；泛酸—干姜；头痛—细辛、川芎；胸痛—厚朴；胸闷—瓜蒌、薤白、厚朴、川芎；便秘—大黄。

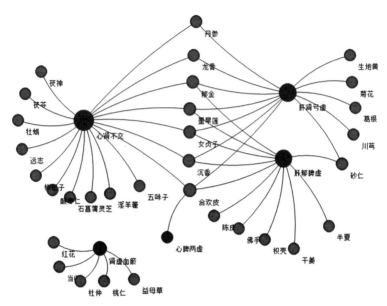

图10　药物-证型关系网络第1层

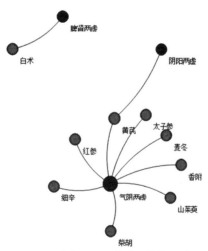

图11　药物-证型关系网络第2层

从上述图中可以看出，纳入病例中心肾不交证所占比例最大，其次为肝肾亏虚证和肝郁脾虚证，且均与核心药物"女贞子、墨旱莲、沉香、郁金、合欢皮"相连接，据此归纳出陈宝贵教授治疗此三型更年期综合征的基本药物，其余证型因为数据量过少，不能认为统计出来的结果为相关证型的基本处方。统计结果如下：

①肝肾亏虚证：女贞子、墨旱莲、沉香、郁金、丹参、龙骨、生地黄、葛根、川芎、菊花、砂仁、合欢皮、甘草。

②肝郁脾虚证：女贞子、墨旱莲、沉香、郁金、合欢皮、砂仁、佛手、香橼、半夏、枳壳、干姜、陈皮、甘草。

③心肾不交证：女贞子、墨旱莲、沉香、郁金、合欢皮、茯神、石菖蒲、远志、淫羊藿、五味子、枸杞子、酸枣仁、龙骨、牡蛎、丹参、灵芝、甘草。

3. 结论

本研究一共纳入病例数为150例，共计222诊次，因为样本数据相对较少，只能将陈宝贵教授治疗更年期综合征最常见的心肾不交证、肝气犯胃证及肝肾亏虚证的基本方统计出来，其他几证皆因数据不足只能统计出部分常用药物。再者，本研究为回顾性研究，部分病案会出现症状描述不完善的情况。这两种情况均会可能影响研究结果，以至于得出的陈宝贵教授辨治更年期综合征的组方用药规律可能不尽完善。希望在以后的研究中，能够扩大数据库，完善病历资料的记录，以便使研究结果更加精确。

中医药的文化理论是我国的瑰宝，需要进行系统整理与完善储存。而数据挖掘作为一种数据分析方法，其优势在于利用足够大的数据资源，挖掘数据之间隐藏的相互联系。数据挖掘技术在挖掘名老中医临床经验、传承名老中医的学术思想方面发挥了重要作用。相信在未来，伴随着越来越先进的技术发展，数据挖掘在中医药传承方面会起到更加重要的作用。

4. 讨论

4.1 更年期综合征的发病年龄

本研究纳入的150例患者中，46～50岁的患者所占比例最大，其次为51～55岁，首先说明了更年期综合征是一种年龄相关性疾病，只有到达特定的年龄段才会出现相关症状，本研究统计的年龄段正与本病流行病学的好发年龄相符。

4.2 更年期综合征的病机与辨证要点

本病的好发年龄为45～55岁，处于此阶段的妇女主要的生理特点为肾气渐虚，天癸将竭，冲任空虚。一旦受到外界因素的影响就会容易引起脏腑阴阳失调，继而发生病变。

4.2.1 肝肾亏虚证

肝属乙木，肾属癸水，素有"肝肾同源"的说法，肝与肾的关系主要表现在精血同源、藏泄互用以及阴阳互滋互制上，更年期患者肾精亏损，肝血亦亏，引起肝肾亏虚证，临床以月经量少、色鲜红，甚至闭经、头晕耳鸣、烘热汗出、五心烦热、颧红、舌红苔少、脉弦细数等为辨证要点。

4.2.2 心肾不交证

肾居下焦属阴，心居上焦属阳，更年期的患者肾水亏虚，不能上济心火，容易引起心火亢盛，继之出现心肾不交的症状，临床以月经量少、色鲜红、心悸怔忡、心烦失眠、健忘耳鸣、舌红少苔，脉细数等为辨证要点。

4.2.3 肝郁气滞证

肝脏又称"刚脏"，体阴而用阳，喜调达而恶抑郁，肝血不足，肝失濡养会导致肝失疏泄，肝气郁结，临床以月经失调、胁肋部、乳房及少腹等肝经循行部位胀痛，性情急躁易怒或情绪抑郁，舌苔薄白，脉弦等为辨证要点。

4.2.4 肝郁脾虚证

肝失疏泄，横逆乘脾，会引起中焦脾胃气机升降失常，临床常伴脘胁胀痛、嗳气、吞酸、情志抑郁、便溏等。

4.2.5 脾肾两虚证

肾为先天之本，肾阳虚弱不能温脾阳，会导致脾肾阳虚。阳气的温煦、推动等能力减退，会出现面浮肢肿、倦怠乏力、畏寒肢冷、腰膝冷痛、舌淡胖、苔白滑、脉沉迟无力等。

4.2.6 心脾两虚证

肾虚引起脾气不足或心血不足，可见心脾两虚证，临床常伴有心悸神疲、头晕纳呆、腹胀便溏、舌淡、脉弱等。

4.2.7 肾虚血瘀证

肾阴亏虚，导致肝气郁结；脾肾阳虚，血行缓慢，导致血行不畅，可见痛经、经行血块、肌肤甲错、肢体麻木、乳房刺痛等瘀血内阻的表现。

4.2.8 气阴两虚证

肾气不足，牵连五脏，可致气虚证，伴有真阴不足，阴液不能上乘时可见气阴两虚的表现，常伴见神疲乏力、咽干口干、形体消瘦、舌质红或淡、脉细等。

4.3 更年期综合征常见症状分析

本研究纳入病例中，出现频率最高的前5个症状依次是失眠、闭经、月经不调、多汗、心悸，其次的兼证有倦怠乏力、急躁易怒、畏寒肢冷、胃脘胀满、头晕、心烦、气短、纳呆、烘热、健忘、胸闷等。故主要分析以上症状的病机特点。

4.3.1 月经失调、闭经

月经的正常首先与肾气充盛、天癸如期而至、任脉与冲脉脉道充盈、督脉正常调节、带脉正常约束有关，其次还受肝藏血与疏泄功能的影响。肾气的充盛、肝藏血功能的正常，是经血正常化生的保障，肝的疏泄与肾的封藏功能的正常，是经血正常排泄的保障。"七七"之年肾气渐衰，肾精亏虚，精血同源，会引起肝血不足，生成储备与疏泄、封藏皆受影响，会引起月经周期失常、经量过多甚至闭经；若血不涵木而导致肝失疏泄，气机郁滞，可引起痛经；久郁化火可引起崩漏。

4.3.2 失眠、心悸

阴阳气血平和之人，夜间阳气潜藏入阴，则睡眠正常。心血充足，无邪扰心神，则心中安稳。更年期的患者肾水不足，不能上济心火，导致心火亢盛，扰动心神，心肾不交，阴阳失衡，可引起失眠、心悸的症状；先天不足，影响后天，脾胃虚弱，气血化生无源，可引起心血不足，营阴亏虚，阴阳失调发为失眠，心脉失养，发为心悸，正如《景岳全书·不寐》记载："寐本乎阴，神其主也，神安则寐，神不安则不寐，其所以不安者，一由邪气之扰，一由营气之不足耳"。

4.3.3 多汗、烘热

《素问·阴阳别论》："阳加于阴谓之汗。"更年期综合征患者阴精不足，阴不敛阳，虚阳上越，可见烘热汗出；若肝失疏泄，也可见汗出过多；"汗为心之液"，伴有心气虚者无法固摄汗液，也会多汗，而伴有多汗者，又会耗损心阴，发生心悸等症状。

4.3.4 情志异常

更年期患者的情志异常主要由肝肾阴虚、肝失疏泄以及心神失养或心火亢盛所引起。肝在志为怒，主疏泄，调畅全身气机，失于濡养会引起疏泄失职，继而出现急躁易怒、情绪抑郁等表现；心藏神，若心失所养，可见悲忧欲哭、情绪抑郁；心火亢盛可见心烦失眠、急躁易怒，如《医宗金鉴》言："心静则神藏。若为七情所伤，则心不得静，而神躁扰不宁也。故喜悲伤欲哭，是神不能主情也。"

4.3.5 其他症状

肝失疏泄，横逆乘脾，可见胃脘胀满；肾阳不足，导致脾阳不足，可见畏寒肢冷、倦怠乏力、便溏等；肾阳不足导致心阳不振，可见胸闷；脾气不足，可见气短；肝肾亏虚导致脑窍失养，可见头晕、健忘、腰酸；阴液不足，濡养失职可见口干、目睛干涩、尿道灼热等。

4.4 更年期综合征舌脉特点

本研究纳入病例中，舌质暗为出现频率最高的舌象，其次为舌质暗淡、舌质暗红、舌苔白腻等。舌质暗主要提示内有瘀血，更年期妇女脾肾阳虚、肝气郁结为引起瘀血的主要病因；脾阳不足，脾运失常，湿浊内停，会导致舌苔白腻苔，伴有阴虚时可见黄腻苔；其他相关舌象如舌淡则提示气虚，舌红提示内有阴精不足等。

由表6得出，本研究中高频脉象为滑脉、弦滑脉、细脉、弦脉。滑脉多提示有痰湿，亦是脾阳不足所致；弦滑脉提示肝失疏泄，脾气升降失常；细脉则提示有阴虚、血虚的可能。

4.5 陈宝贵教授论治更年期综合征的治法及处方用药

综上可知，更年期综合征虽以肝肾亏虚为本，但也与中焦脾胃虚弱密切相关，正如刘河间提出："妇人童幼天癸未行之间，皆属少阴，天癸既行，皆属厥阴，天癸既绝，乃属太阴经也。"陈宝贵教授认为更年期患者正处于天癸将绝或天癸已绝的阶段，生理特点不仅以肾虚为主，更涉及肝气郁结、脾胃不足等方面，故提出本病应以滋养肝肾、疏肝和胃，兼以调理他脏为根本治法。

4.5.1 滋养肝肾法

更年期的妇女肝肾亏虚，在治疗上需要注意滋养肝肾法的应用。陈宝贵教授认为滋养肝肾包括两方面，一是补肝肾之阴；二是顺肝之性，调畅肝气。治疗时唯有兼顾二者，才能起到滋养肝肾的作用。本法多用于肝肾亏虚证患者。

基本处方：女贞子15 g，墨旱莲15 g，沉香5 g，郁金10 g，合欢皮15 g，丹参10 g，龙骨30 g（先煎），生地黄15 g，葛根30 g，川芎10 g，菊花15 g，砂仁10 g，甘草10 g。

方中女贞子、墨旱莲合为二至丸，出自《扶寿精方》，书中载其功用为"发白返黑，健腰膝，强阴不足，能令老者无夜起之劳"。陈宝贵教授认为，本方药性平和，在治疗肝肾阴虚所致的月经不调、失眠健忘、头晕眼花、腰膝酸软、脱发、须发早白等症时，常以女贞子、墨旱莲作为基本处方，二者用量相同，常用15～30 g。

阴虚之人，虚热内生，用生地黄代替熟地黄配伍川芎，取四物汤之义，起到养血凉血的作用，生地黄常用15 g，川芎常用10 g。正所谓"一味丹参，功同四物"，虚热内生伴瘀血内阻者，可用丹参15～30 g。若见阴不敛阳，肝阳上亢的表现，如潮热多汗、头晕头痛等，可用龙骨潜阳入阴，用菊花清肝热；为防补药滋腻碍脾，常用砂仁10 g醒脾；葛根有助于升发脾胃清阳之气，常用量为15 g。

沉香能行气止痛、温中止呕、纳气平喘；郁金能入血分而行气，使火气得降，而血不妄行；合欢皮解郁安神。沉香配郁金，行气解郁，为陈宝贵教授治疗肝郁日久化热、胸腹胁肋胀痛以及情志失调等疾病的常用配伍药对，使用时常用沉香5 g，郁金10 g。《本草再新》载沉香："治肝郁，降肝气，和脾胃，消湿气，利水开窍。"全方共达滋养肝肾的作用。

4.5.2 疏肝和胃法

陈宝贵教授认为五脏是一个整体，在五行关系上，肝木克脾土是正常生理表现。肝肾亏虚之人，多数会出现肝木失养、肝气郁结的表现，但正常情况下脾胃气机的正常运转需要依靠肝气的疏泄，若肝气郁结太过，横逆乘脾，会出现中焦脾胃气机升降失常，影响脾胃运化功能，这就是"见肝之病，知肝传脾，当先实脾"理论的由来；而脾胃素虚之人，也会引起肝气疏泄失常。故陈宝贵教授在临证时大凡见到肝气郁滞的患者或者脾胃虚弱的患者，尤其注重从疏肝和胃、恢复脾胃升降之机方面入手。

肝郁脾虚证的基本处方：女贞子15 g，墨旱莲15 g，沉香5 g，郁金10 g，合欢皮15 g，砂仁10 g，佛手10 g，香橼10 g，半夏10 g，枳壳15 g，干姜10 g，陈皮10 g，甘草10 g。

方中仍以女贞子、墨旱莲来平补肝肾，达到养肝体以缓肝的目的；陈皮、枳壳、佛手、香橼皆有理气健脾之功，其中佛手配香橼为陈宝贵教授常用药对，主要用于疏解肝郁气滞所致的胁痛，又可理脾胃气机失调所致的胃脘胀痛，常用量皆为10 g；兼有脾胃虚寒致呕吐者，可用半夏配干姜以温中止呕，脾虚湿浊内生者，可用砂仁10 g化湿和胃，并且能够防止补益药太多而滋腻碍脾。

陈宝贵教授喜用半夏，认为半夏入肺、脾、胃经，可燥湿化痰、降逆止呕、消痞散结。在经络上，足太阴脾经络于胃，上挟咽喉，故脾胃虚弱之人多有咽炎，最宜用半夏，以达化痰降逆之功；对于寒痰呕逆之人，可配伍生姜、干姜；热痰者可加黄芩、瓜蒌，用量一般在10～15 g；此外，若见心下痞满、呕逆顽症可加大用量至30 g，临床疗效良好。半夏虽有毒，但一般经炮制或与他药配伍使用后皆比较安全。

4.5.3　养心安神法

本法适用于心脾两虚证或因肾水匮乏，不能上济心火，而出现肾虚于下，心火亢盛于上的心肾不交证。此两证又为更年期失眠的主要发病机制，故在治疗上除了滋养肝肾法、疏肝和胃法外，导师还尤其注重养心安神法的应用

基本处方：女贞子15 g，墨旱莲15 g，沉香5 g，郁金10 g，合欢皮15 g，茯神15 g，石菖蒲20 g，远志5 g，淫羊藿15 g，五味子5 g，枸杞子30 g，酸枣仁30 g，龙骨30 g（先煎），牡蛎30 g（先煎），丹参10 g，灵芝20 g，甘草10 g。

方中女贞子、墨旱莲、郁金等药物的用法已于上文详表，在此不再赘述，值得一提的是，沉香也常应用于患有失眠症状的患者中。《本草新编》中记载："沉香，温肾而又通心，用黄连、肉桂以交心肾者，不若用沉香更为省事，一药而两用之也"，由此可得沉香一能行气，二能交通心肾，故用于治疗心肾不交及肝郁脾虚，胃气上逆引起的失眠最为适宜。最常用量为10 g。这体现了陈宝贵教授辨治本病时注意调理中焦气机的特点。

淫羊藿辛可发散，能够温肾壮阳，五味子酸可敛阴，二药合用散收并用，配伍常用量为五味子∶淫羊藿=1∶3，最常用为五味子5 g，淫羊藿15 g，可迅速调整体内阴阳失衡的状态。

茯神、酸枣仁、合欢皮可宁心安神，常用量皆为15 g；枸杞子甘平滋阴，可补肝肾之虚，陈宝贵教授认为，枸杞子色红入心，也可以养心血，常将其用于肝肾亏虚以及心血不足等证型中，用量一般为30 g。

心血不足者可见心悸的表现，可用龙骨配牡蛎重镇安神，常

用量皆为30 g；心血不足伴有热象者常常加用丹参来凉血活血；伴有痰火扰心、心肾不交的表现时，陈宝贵教授常用石菖蒲配伍远志来交通心肾，祛痰开窍，常用量为远志5 g，石菖蒲15 g。

灵芝味甘，具有补气安神、止咳平喘之效，因其补而不燥，故陈宝贵教授在临证时，对气虚之人喜用灵芝。现代药理研究[，灵芝可作为免疫活化剂起到抗肿瘤的作用，且几乎无毒。

方中女贞子、墨旱莲、石菖蒲、茯神、远志、五味子、枸杞子、酸枣仁、龙骨、牡蛎均具有收敛、滋阴的作用，属静药，沉香、郁金、合欢皮、淫羊藿可疏肝理气，属动药。全方动静结合，能迅速调整阴阳，达到心肾相交的状态。

4.5.4　温经散寒、疏肝化瘀法

肝肾亏虚导致肝气郁滞及脾肾阳虚引起血行缓慢为更年期瘀血症状的主要病机，主要表现可见月经量少、色暗、痛经、乳房刺痛、少腹冷痛等。无论是气机郁结还是血行缓慢，总的病机皆可认为是肾虚所致。但由于相关证型数据较少，在此仅统计本研究得出的相关药物。

陈宝贵教授在治疗时常用的药物包括益母草、当归、杜仲、桃仁、红花。《本草纲目》记载："益母草行血养血，行血而不伤新血，养血而不滞瘀血，诚为血家之圣药也。"益母草素有妇科要药之称，陈宝贵教授在临床上主要将其应用于月经不调、产后瘀血腹痛、胎漏下血等妇科疾病中，常用剂量为30 g。需要注意的是，本品的中毒剂量为90～150 g。若因瘀血内阻引起痛经、月经量少、崩漏、少腹刺痛者，常应用桃仁、红花、当归，取桃红四物汤之义，具有活血通经、祛瘀生新、养血调经的作用，用量皆

以10 g为佳。

若伴肝肾阴虚者，可用女贞子、墨旱莲滋养肝肾；伴有脾阳不足者，可用干姜、白术健脾；伴有肾阳不足者，可用续断、狗脊温肾；伴有肝气郁滞者可用香附理气。

4.5.5　益气养阴法

更年期综合征患者表现为气阴两虚证时，陈宝贵教授经常使用的药物为黄芪、麦冬、红参、山茱萸、太子参。陈宝贵教授善用红参，认为红参具有激发人体阳气的作用，他在临证之时通过观察得出，年老之人，不止阴精不足，阳气的衰弱也不能忽视，故对于虚证之人尤其注重补充阳气，正如《素问·生气通天论》记载："阳气者，若天与日，失其所则折寿而不彰。"对于体质虚弱者，尤其是伴有心气不足的患者，常加用红参5～10 g来调动体内阳气。赵远等通过实验研究得出，红参可以明显增加疲劳小鼠肝糖原肌糖原以及血清尿素氮含量，提示红参对小鼠耐缺氧、抗疲劳具有更好的作用。中医认为疲劳的病因主要为阳气不足，这表明现代医学与传统医学对红参的认识相符合。

4.6　陈宝贵教授治疗更年期综合征的常用配伍药对

根据关联规则、药物配伍网络关系图及侍诊所得归纳出陈宝贵教授治疗更年期综合征的常用配伍药对包括女贞子–墨旱莲、淫羊藿–五味子、沉香–郁金、龙骨–牡蛎、石菖蒲–远志、灵芝–枸杞子、半夏–干姜、佛手–香橼、焦山楂–焦神曲–焦麦芽、当归–益母草、续断–杜仲、生地黄–熟地黄、枳壳–厚朴、红花–桃仁、天麻–钩藤、细辛–川芎–菊花、葛根–丹参、酸枣仁–合欢皮。其中女贞子–墨旱莲、淫羊藿–五味子、沉香–郁金、石菖蒲–远志、佛手–香橼等已于上文阐述，在此不再过多论述。

龙骨配牡蛎，二药均质重沉降，相配使用具有重镇安神、平肝熄风、收敛固涩的作用，张锡纯先生认为"凡心气耗散、肺气息贲、肝气浮越、肾气滑脱，用之皆有捷效"。陈宝贵教授多用于肝阳上亢引起的头晕失眠、惊悸狂躁，阴不敛阳引起的潮热多汗等症，常用量皆为30 g。对于肝肾亏虚，虚阳上亢引起的头晕头痛，陈宝贵教授常用天麻配钩藤来平熄内风，用细辛3 g、川芎10 g、菊花15 g来平熄外风，且细辛为少阴头痛的引经药。

若脾胃虚寒伴有胃气上逆，症见呃逆、呕吐，可用半夏配干姜降逆止呕；胃脘胀满者可用厚朴配枳壳消痞除积；脾运不佳的患者常用焦三仙消食助运，常用量各10 g。

4.7　陈宝贵教授治疗更年期综合征常见兼证的用药加减

根据药物症状第2层子网络（图9）显示，陈宝贵教授治疗更年期综合征常见兼证的用药包括口干—玉竹；便溏—白术；腰酸—续断；关节痛—独活、羌活；泛酸—干姜；头痛—细辛、川芎；胸闷—瓜蒌、薤白、厚朴、川芎，便秘—大黄。更年期患者肝肾亏虚，腰为肾之府，腰酸时以续断补肝肾，为治本；肾阳不足可导致心阳不振、脾阳不足，而心阳不振，痰浊阻窍引起胸闷，常用瓜蒌30 g、薤白20 g、厚朴10 g、川芎10 g以温通心阳、化痰散结；脾阳不足之人会出现便溏、泛酸，用白术10～20 g治便溏，干姜10 g温中健脾治泛酸；羌活可直上巅顶，横行肢臂，善治上部风邪，而独活长于祛腰膝筋骨间风湿，陈宝贵教授常用此二药相配伍以治疗关节痛，常用量为10 g。

4.8 陈宝贵教授治疗更年期综合征的核心药物现代药理研究

结合本研究中的关联规则、聚类分析、药物－症状、药物配伍、药物－证型之间的关系，临床侍诊总结以及陈宝贵教授的临证指导，得出其治疗更年期综合征的核心药物为女贞子、墨旱莲、沉香、郁金、合欢皮。

女贞子：有效成分包括多糖、红景天、熊果酸和齐墩果酸等，其中，红景天能抑制革兰氏阴性菌细胞壁主要组成成分诱导的炎症反应；熊果酸通过抑制肿瘤坏死因子及血管内皮生长因子的过度表达，可以抑制体内肝癌细胞生长；齐墩果酸可明显降低小鼠血清总胆固醇、甘油三酯、低密度脂蛋白，升高高密度脂蛋白；孙瑞娜猜测齐墩果酸和熊果酸能够治疗丙肝；刘艳红等人通过研究，认为酒蒸女贞子的护肝作用更强。

墨旱莲：其中药提取物具有止血、抗肿瘤、抗衰老、抗疲劳等作用，其所含有的木犀草素和槲皮素能够发挥双向免疫调节作用，蟛蜞菊内酯具有较强的抗炎作用。

二至丸水煎液具有保肝降酶的作用，主要与女贞子皂苷和墨旱莲乙酸乙酯提取物的混合物有关；孙为等用二至丸提取物治疗绝经后骨质疏松大鼠的下颌骨关节，治疗后发现骨小梁、骨密度均有所提升。

沉香：具有镇痛、镇静、抗炎、抗氧化、抗肿瘤和细胞毒、抗菌、抗抑郁、乙酰胆碱酯酶抑制等作用；Yang等发现从沉香中提取的二萜类化合物能够明显抑制大鼠脑突触中的5-羟色胺而起到抗抑郁的作用。

合欢皮：有研究显示合欢皮水煎液对小鼠睡眠有双向调节作用，其中中低剂量能够延长睡眠时间，高剂量（80.00 kg^{-1}）则会产生兴奋作用。

郁金：具有抗癌、保肝、降血脂、抑菌抗炎等作用。

5. 典型医案

5.1 肝肾亏虚证

刘某某，女，51岁，2017年10月28日初诊。

患者主因"高血压10年，加重1周"前来就诊，现症有头晕耳鸣，记忆力减退，失眠多梦，平素性情急躁，时有腰酸，面部烘热，畏寒，纳可，二便调，舌淡苔白腻，脉弦滑。既往血压最高150/100 mmHg，月经量少。

诊断：更年期综合征。

辨证：肝肾亏虚。

治法：滋补肝肾。

处方：女贞子15 g，墨旱莲15 g，合欢皮15 g，蝉蜕15 g，生地黄15 g，灵芝20 g，沉香10 g，郁金10 g，生龙骨30 g（先煎），生牡蛎30 g（先煎），砂仁10 g，甘草10 g。7剂，水煎600 mL，日一剂，分早、中、晚3次，饭后温服。

二诊：仍耳鸣，口苦，余症减轻。原方加鹿角片15 g（先煎），枸杞30 g，车前子15 g（包煎），14剂，水煎600 mL，日一剂，分早中晚三次，饭后温服。

药后症状明显好转。

按：肝肾亏虚，脑窍失养可见月经量少、耳鸣、记忆力减退、腰酸；阴不敛阳，虚阳上亢可见头晕、面部烘热、性情急躁；舌淡苔白腻提示兼有气虚，治以滋补肝肾为主，方中女贞子、墨旱莲、生地黄滋补肝肾；生龙骨、生牡蛎潜藏浮越之阳气，沉香、郁金、合欢皮疏肝理气、解郁安神，使肝气调达；蝉蜕甘、寒，入肺、肝经，能祛内外风，为陈宝贵教授治疗耳鸣之常用药；灵芝补气，砂仁和胃，以防滋腻太过；二诊中仍有耳鸣，加用鹿角片、枸杞子乃是由阳引阴，补中有泻用车前子。

5.2　肝郁脾虚证

朱某某，女，57岁，2016年9月19日初诊。

患者主因"胃脘嘈杂不适伴烘热多汗5年余"来诊，现症有胃脘嘈杂不适，受凉后尤甚，遇热缓解，倦怠乏力，嗳气泛酸、头面部烘热多汗，五心烦热，偶有胸胁胀痛，平素性情急躁，消谷善饥，寐安，二便调，舌暗，苔白腻，脉弦滑。已绝经，既往月经规律。

诊断：更年期综合征。

辨证：肝郁脾虚。

治法：疏肝和胃。

处方：女贞子15 g，墨旱莲15 g，沉香5 g，郁金10 g，干姜10 g，良姜10 g，佛手10 g，香橼10 g，砂仁10 g，陈皮10 g，甘草10 g。7剂，水煎600 mL，日一剂，分早中晚3次，饭后温服。

二诊：诸症明显好转，但仍有嗳气，情绪易怒，纳少，寐安，大便秘结，舌暗苔白腻，脉弦。上方加龙胆草5 g，14剂，水煎600 mL，日一剂，分早中晚三次，饭后温服。

药后症愈。

按：患者发病之时正值妇女"七七"之年，肝肾亏虚，可见五心烦热、烘热汗出等；气失调达，可见性情急躁、胸胁胀痛、脉弦；肝郁脾虚，脾胃虚弱可见嗳气吞酸、倦怠乏力、胃脘不适，遇冷尤甚等症。治以疏肝理气，健脾和胃。方中用女贞子、墨旱莲滋补肝肾以治本；苔白腻提示内有痰湿，用沉香、郁金、佛手、香橼、陈皮，一可疏肝理气，恢复脾胃升降之机，二可助砂仁化湿和胃，健运中焦。干姜、良姜相配为用，又可温胃散寒，温中止呕。二诊中患者大便秘结，表明胃中有热象，用龙胆草可谓是一药多用，张锡纯先生谓"龙胆草，味苦微酸，为胃家正药。其苦也，能降胃气，坚胃质；其酸也，能补益胃中酸汁，消化饮食。凡胃热气逆，胃汁短少，不能食者，服之可以开胃进食"。药症相对，疗效良好。

5.3 心肾不交证

刘某，女，50岁，2018年1月2日就诊。

患者主因"失眠2年"来诊，现症有入睡困难，每晚需服3片安定辅助睡眠，伴有多梦，心烦易怒，时有烘热汗出，记忆力减退，视物昏花，倦怠乏力，纳可，二便调。舌稍暗边尖红，苔黄腻，脉弦滑。月经量少，色稍暗，无血块，月经后期。

诊断：更年期综合征。

辨证：心肾不交。

治法：滋养肝肾，养心安神。

处方：女贞子15 g，墨旱莲15 g，丹参20 g，灵芝30 g，茯神20 g，沉香10 g，郁金10 g，合欢皮15 g，炒枣仁15 g，甘草10 g。7剂，水煎600 mL，日一剂，分早、中、晚3次饭后温服。

二诊：诸症大减，舌尖红，加连翘15g，16剂，水煎600 mL，日一剂，分早中晚三次，饭后温服。

三诊：乏力好转，偶有失眠，舌暗。上方加石菖蒲15 g、远志5 g，16剂，水煎600 mL，日一剂，分早中晚三次，饭后温服。

药后随访，诸症已愈。

按：本病是由于肾水亏虚，心火亢盛引起的，故见失眠、多梦、心烦、烘热汗出、记忆力减退等症，肾虚引起肝血不足，不能濡养双目，可见视物昏花，治以滋养肝肾，养心安神，方中女贞子、墨旱莲滋养肝肾；茯神、合欢皮、酸枣仁解郁安神；石菖蒲、远志交通心肾；性情易怒及脉弦提示肝气郁结，用沉香、郁金疏肝理气；舌暗红，提示体内有瘀热，用丹参凉血化瘀；倦怠乏力提示心气不足，用灵芝补气安神，甘草调和诸药。全方谨守病机，药到病除。

以上证型中的组方用药中皆有疏肝和胃药物的运用，更加印证了陈宝贵教授治疗本病时注重调理中焦脾胃的特点。

6. 综述——更年期综合征的中医治疗研究概况

更年期是人类生命过程中的一段特殊时期，女性一般在45～55岁这个特殊时期，身体由强壮逐渐走向衰老，现代医学认为此时期出现的相关症状，如月经不调、潮热、失眠、心悸、胸闷、多汗、头晕、易怒、烦躁等，多与人体内的性激素分泌水平波动较大且日益减少密切相关，中医学则认为与此时期人体内肾精开始衰竭有关，正如《素问·阴阳应象大论》云："年四十，而阴气自半也，起居衰矣；年五十，体重，耳目不聪明矣。"

更年期综合征的主要症状有月经不调、潮热、失眠、心悸、胸闷、多汗、头晕、情绪失常、倦怠疲乏、皮肤瘙痒、腰酸身痛、健忘等，祖国医学中并无明确的病名可与之相对，但根据其主要症状表现，可将其归纳为"百合病""脏躁""不寐""郁证""经断复来""崩漏"等疾病。

6.1 传统中医

6.1.1 病因病机

《素问·上古天真论》中记载："女子七岁，肾气盛，齿更发长……七七，任脉虚，太冲脉衰少，天癸竭，地道不通，故形坏而无子。"论述了"肾"在女性生长、发育、生殖与衰老的自然进程中奠定了基础。《医宗金鉴·妇科心法要诀》云："妇人七七天癸竭，不断无疾血有余，已断复来审其故，邪病相干随证医。"阐述了"七七"之年妇女自然绝经的生理现象，印证了本阶段妇女肾虚的生理特点。

《金匮要略》言："妇人脏躁，喜悲伤欲哭，象如神灵所作，数欠伸，甘麦大枣汤主之。"又言："百合病者，百脉一宗，悉致其病也。意欲食复不能食，常默默，欲卧不能卧，欲行不能行……诸药不能治，得药则剧吐利，如有神灵者，身形如和，其脉微数。"上述两条分别提出了脏躁与百合病的主要症状，与更年期综合征的情志失调相对应，二者的病机皆为肝肾阴虚，脏腑失养。

肾为先天之本，肾中精气分藏于五脏之中，五脏在五行上相生相克，在经络上相互联系，故肾之亏损必然导致五脏精气的衰减，进而影响阴阳气血的运行，出现诸多病理变化。《仁斋直指方·诸气方论》中"不然七气相干，痰涎凝结……甚如梅核窒碍于咽喉之间"指出了梅核气的主要病机为情志不畅，痰气互结；《金匮要略》中"妇人咽中如有炙脔，半夏厚朴汤主之"，提出了梅核气的治疗方法；《金匮要略》"虚劳虚烦不得眠，酸枣仁汤主之"则说明了肝血不足所致的失眠。

由此可知，更年期综合征的病机以肾虚为本，涉及肝、心、脾胃等脏。

6.1.2 论治方法

6.1.2.1 从肾论治

早在春秋战国时期，《素问·阴阳应象大论》就有记载"年四十，而阴气自半也，起居衰矣。年五十，体重，耳目不聪明矣"，这里的"阴"指的是真阴，即肾精，肾精的功能包括繁衍生命、濡养肾脏、化生肾气。"七七"之时肾精不足，肾气衰少，生理结构老化，将面临绝经、生殖机能减退等诸多症状；且肾主骨、生髓，而脑既为髓海，又为元神之府，若肾精不足则会导致神明失养，神失所养则会出现反应迟钝、腰酸健忘、倦怠乏力、头晕耳鸣等症状，正如《黄帝内经太素》提到"脑减不满颅中……喜耳鸣也，髓不满胫中，故胻酸疼也……髓虚，四肢腰膝无力，故懈怠安卧"。

肾气化生阴阳，肾气不足会影响肾阴肾阳的生成。肾阳不足者，温煦功能减弱，往往会出现畏寒肢冷、月经推迟，甚至闭经的表现，肾阳不足，不能温脾阳，会出现腹泻、便溏等症，不能化生心阳，可见胸闷等症。肾阴不足者，抑制、宁静的作用会减退，可见全身燥热、精神躁动等症状，若阴虚津液不能上乘，会出现口干等症；阴不敛阳，会见多汗等症。

6.1.2.2　从肝论治

《灵枢·天年》记载："五十岁，肝气始衰，肝叶始薄，胆汁始灭，目始不明。"明确说明人体在五十岁左右即更年期阶段，会逐渐出现肝气衰弱、脏腑功能减退的情况。《素问·阴阳应象大论》载"阴成形"，故"肝叶始薄"可以认为是肝精不足的一种表现。《张氏医通·诸血门》记载："精不泄，归精于肝而化清血。"说明肝精可以化生肝血。更年期的妇女以肾精亏虚为本，肾与肝的关系表现在精血同源、藏泄互用、阴阳互滋互制等方面，故肾精亏虚也容易引起肝血的不足。肝主藏血，其表现在于涵养肝气、调节血量、濡养肝及筋目、为经血之源及防止出血这几方面。肝血不足，势必会出现经血化生无源、月经不调，渐至绝经等情况。需要强调的是，当妇女出现闭经的表现时，需要详辨是否为正常绝经，不可妄自用药，以免造成误诊。血不养肝，会导致目睛干涩、筋脉拘急等；肾精亏损，封藏失职或者影响肝血的生成又会出现肝气疏泄太过的表现，可见胸胁、乳房胀痛、颠顶头痛、眩晕、汗出过多、情绪失调、月经量过多、月经周期紊乱等。肾与肝的关系密切，在经络关系上，足厥阴肝经与足少阴肾经皆同属阴经，并且借"三阴交"相互连通；在五行制化上，肾水生肝木，母子相生，相互制约又相互依存，且叶天士曾提出"女子以肝为先天"，故不能忽视肝血不足、肝失疏泄在更年期综合征中的重要影响。

6.1.2.3 从心论治

心位于上焦，属火，肾位于下焦，属水，肾水在肾阳的鼓动下上济于心，使心火不亢，心火在心阴的凉润下下降于肾，使肾水不寒，肾中阴阳不足，皆可引起心火亢盛，会出现心烦、失眠、面赤等症。《灵枢·邪客》曰："心者，五脏六腑之大主也，精神之所舍也。"因此，心火亢盛会扰乱神明，出现狂躁谵语、神识不清等神志异常以及心悸的表现。"汗为心之液"，心火亢盛又会导致汗出过多，由于"血汗同源"，汗出过量会影响心血的生成，引起心慌、心悸的症状。

6.1.2.4 从脾论治

脾为后天之本，肾为先天之本，脾与肾的关系主要表现在先天与后天的互促互助方面，肾气不足时机体失去对脾气的温养功能。更年期综合征患者最常见的表现就是脾气的运化功能失常，运化食物时常会出现食欲不振、消瘦倦怠、便溏腹胀等症，运化水液失常，会出现肢体肿胀等症。此外，肝主疏泄、调畅气机，而脾胃又为气机升降之枢，肝气郁结，横乘脾胃，导致脾失健运，会出现精神抑郁、脘腹胀满、胁下胀痛等症。

6.1.3　中药治法

纵观中医古籍，多数医家都认为肝肾亏虚是"七七"之年相关疾病的根本病机，故治疗此年龄段女子的疾病时，首重补益肝肾，再在此基础上根据不同的症状随证加减，辨证施药。由于传统中医中并无确切病名与更年期综合征相对应，故以下主要阐述传统中医中与本病主要症状相对应之症的中药治法。

6.1.3.1　崩漏

崩漏之人，或暴崩，或淋漓，总有血虚之表现。《女科经纶》云："治法初用止血，以塞其流，中用清热凉血，以澄其源，末用补血，以复其旧。"治崩三法之"塞流、澄源、复旧"，注重止血清热补血法的运用，除此之外，历代医家皆认为"气为血之帅，血为气之母"，而"有形之血不能速生，无形之气所当急固"，故在治疗上也应注重补气药的运用，刘格等研究13部治疗崩漏的中医古籍发现，其中用得最多的方药是四物汤、归脾汤、补中益气汤，其次是十灰丸（散）、奇效四物汤、备金散、四君子汤，再者为六君子汤、胶艾汤等，而这些方剂都是从止血、补血、补气等方法面入手。

6.1.3.2　汗证

更年期综合征患者常伴随着异常汗出的表现，或为自汗，或为盗汗。《三因极一病证方论》记载："人之气血，犹阴阳之水火……阴虚阳必凑，故发热自汗，如水热自涌。阳虚阴必乘，故发厥自汗，如水溢自流。"这里说明阴阳失调是汗证的基本病机之一。《素问·经脉别论》又云："惊而夺精，汗出于心……疾走恐惧，汗出于肝。"这里又说明情志失常亦能引起汗证，而更年期综合征患者正处于肝肾亏虚、阴不制阳、阴阳失衡的情况，并且肝主情志，故在治疗更年期汗证时应以补肾敛汗为基础，兼调和阴阳气血、疏肝理气。如明代王肯堂《证治准绳·自汗》云"阴虚阳必凑，故发热，自汗，当归六黄汤加地骨皮"；《证治要诀·卷九》认为"有气不顺而自汗不止，须理气，使荣卫调和，小建中汤加木香"。李高照用玉屏风散加减治疗更年期汗证，总有效率100%；嘉士健用针刺、走罐配合二仙汤与酸枣仁汤加减治疗更年期汗证，总有效率95.6%。

6.1.3.3 不寐

对于更年期失眠的患者，《素问·至真要大论》中提出的"诸寒之而热者取之阴，热之而寒者取之阳"即后世医家提出的"壮水之主，以制阳光"理论，也就是说，对于阴虚所引起的阳相对过盛的疾病，应该通过滋阴的办法来治亢阳。更年期失眠的患者以肝肾亏虚为主，当肾阴虚为主时，可选用二仙汤、六味地黄丸、百合地黄汤、黄连阿胶汤等；当肝阴虚为主时，可选用酸枣仁汤；对于肝肾阴虚者，《辨证录·不寐门》记载"治法必须补肝血之燥，而益肾水之枯……方用润燥交心汤"；肾阴不足，不能上济心火时会引起心肾不交，此时可用交泰丸加减以交通心肾；如肝血亏虚，肝失所养，肝郁气滞，可以栀子豉汤加减；若是出现情志异常，可用甘麦大枣汤养血柔肝。仇燕飞用黄连阿胶汤合甘麦大枣汤治疗更年期失眠，总有效率80.00%；颜譔修用加味乌梅丸加减治疗更年期失眠，总有效率92.86%；郝朝洪用知柏二地汤治疗阴虚火旺型更年期综合征，总有效率为98%。

6.1.3.4 情志病

情志病的病机主要是肾精亏虚导致脑神失养或肝血不足，气机逆乱，以及心血亏虚或心火亢盛导致心神失养、邪扰心神，主要表现包括焦虑、抑郁等，在治疗上多以补肾养心、调畅气机为主，中医经典方剂包括治疗"梅核气"的半夏厚朴汤，治疗妇人"脏躁"的甘麦大枣汤，治疗六郁证的"越鞠丸"，以及王清任的癫狂梦醒汤等。郭彦用补肾疏肝汤治疗肾虚肝郁型更年期抑郁症，高志云等用苁蓉菟丝子丸加味治疗更年期征合征伴焦虑抑郁，治疗后观察组的Kupperman评分、SAS评分及SDS评分的改善情况均优于对照组；宋婷婷等用加味百合地黄汤治疗阴虚内热型初发2型糖尿病伴更年期轻度情绪障碍，观察组总有效率83.33%。

6.2 现代中医

6.2.1 病因病机及分型论治

王玉英认为肾气亏虚是本病的根本病机，临床上多表现为肾与他脏阴阳失调相结合的症状，尤其不可忽视本病对肝脏的影响，治疗时以调补肝肾为主，以六味地黄丸为基础方，结合他脏辨证，灵活加减。

林寒梅认为本病的病机以肾精亏虚为主，与心肝脾密切相关，应以补肾健脾、调和阴阳为第一大法，并佐以养心安神，自拟林氏更年康（女贞子、菟丝子、黄芪、白术、石决明、珍珠母、白薇、北沙参、首乌藤、合欢皮、远志、五味子、麻黄根、浮小麦、甘草），随证加减，收效良好。

龙江韩氏妇科认为五脏病变均可导致本病的发生，在辨证论治上提出肾阴虚、肝肾阴虚、脾肾阳虚、气阴两虚、气虚血虚的体系；治疗时用温肾益脾，滋阴养血、宁心安神，滋阴清热、补肾填精，滋阴养肝补肾等法。

夏中和认为本病的病机主要是"七七"之年阴虚、阳虚、阴阳俱虚、肝肾亏虚，精气不足。除了以养阴、温阳益气、阴阳双补为治疗大法之外，他还强调了这一时期的患者容易出现痰瘀蒙蔽清窍的症状，需要注意活血化瘀、祛痰开窍法的运用。常用药物为人参、黄芪、白术、茯苓、山药、熟地黄、山茱萸、枸杞子、百合、麦冬、五味子、补骨脂、杜仲、肉桂等。

岭南罗氏妇科认为本病病机在于肾阴虚或者肾阴阳两虚，但总以阴血不足为基础，治疗时应以补肾阴为主，善于从阳中求阴，方药多用左归丸或右归丸加减，并且强调先天之肾与后天脾胃关系密切，应注意健运中焦脾胃，又强调"女子以血为本"，不可忽视疏肝解郁、柔肝和肝法的运用。

浙江陈木扇女科流派传承人陈学奇认为肾阴阳失调是本病病机的关键，肝气郁滞是本病发病的重要因素，而营卫失和是本病的外在体现。因本病为一组症候群，其强调治疗时应首抓主症，辨虚实，其次调整阴阳，最后补肝肾、健脾胃。

夏桂成认为本病以肾阴虚为本，心肝火旺为标，治疗大法为宁心（脾）滋（肝）肾，燮理阴阳，并且注重结合女性性激素水平来加减用药，临床上创设了清心滋肾汤[钩藤15 g，莲子心5 g，黄连3 g，紫贝齿10～15 g(先煎)，淮山10 g，山茱萸9 g，太子参15～30 g，茯苓10 g，合欢皮10 g，熟地黄10 g]来治疗本病，效果稳定，疗效甚佳。

刘启廷认为更年期的患者既有肾气不足，又伴有心肝相火亢盛，症状表现在寒热错杂、虚实相交上，治疗上以安神固肾为本，宁心解郁为标。他认为更年期症状持续时间不一，且症状复杂繁多，可当怪病论治，"百病多由痰作祟"，故在治疗上善于应用九节菖蒲来开窍化痰，醒脾安神，自创治疗更年期综合征的处方为安神解郁汤（茯苓、九节菖蒲、丹皮、炒栀子、仙茅、淫羊藿、珍珠母、酸枣仁、莲子芯）。

马云枝注重从肝论治更年期综合征，认为肝气郁结贯穿疾病始终，在临床上以越鞠丸为基础方加减治疗，待气机通畅后，酌情滋补肝肾，以达到固本的效果。

6.2.2　针刺治疗

王洪采用补母法针刺关元、三阴交（双侧）、肾俞（双侧）、太溪（双侧）、复溜（双侧）、经渠（双侧），对比《针灸学》（石学敏主编）相关取穴，结果显示观察组中医评分量表的评分较对照组下降明显，$P < 0.05$，具有统计学意义。

孟氏以治神为本，运用醒脑开窍针法结合头皮针达到宁心安神、疏泄肝胆、调理肠胃、运行全身气血的目的。主穴选取内关、人中、三阴交，配穴选取百会、朱氏额顶带后1/4、上星、印堂、头临泣、太阳、太溪、太冲、合谷等穴。

陆瑾认为治疗更年期综合征时应以补肾为本，兼以清心调肝，可采用舌针结合体针的方法治疗更年期失眠，体针主穴为百会、四神聪、印堂、太阳、安眠、神门、内关、中脘、下脘、气海、关元、三阴交，舌针取心穴、肝穴、脾穴、肾穴、金津以及玉液中的2～3个穴位,临床疗效良好。

郑东阳采用梅花针结合针刺与常规针刺对比治疗肾阴虚型更年期综合征,治疗组总有效率96.67%,对照组总有效率90%,$P < 0.01$,具有统计学意义;治疗组比对照组治疗后Kupperman评分改善明显,$P < 0.01$,具有统计学意义。

杨琼玉采用平衡针治疗更年期失眠,主穴为失眠穴,配穴为提免穴、醒脑穴,兼有头痛者加头痛穴,情志异常者加调神穴,疗效显著。

刘明芳采用脐周八穴艾柱灸配合针刺对比常规体针治疗脾肾阳虚型更年期综合征,得出脐周八穴艾柱灸配合针刺疗效优于常规体针法。

6.2.3 其他论治

陈莉莉采用六味地黄丸合加味逍遥丸治疗肝肾亏虚型更年期综合征,观察组总有效率97.78%,对照组82.22%,$P < 0.05$,观察组优于对照组。

周春秋通过用舒肝颗粒与尼尔雌醇对比治疗更年期综合征得出,舒肝颗粒可明显改善更年期综合征症状,其中观察组治疗有效率为94%,对照组有效率为80%,$P < 0.05$;观察组Kupperman评分及抑郁评分较对照组改善明显,$P < 0.05$,均具有统计学意义。

龚小春等用坤泰胶囊治疗女性更年期失眠伴焦虑及抑郁,总有效率95.56%。

聂红等采用穴位埋线法与饮食干预法对比治疗更年期综合征,常规埋线处皮肤消毒后取中脘及双侧脾俞、天枢、足三里、三阴交、丰隆，2周施治1次，共12周，结果显示治疗后Kupperman评分下降，$P < 0.05$，具有统计学意义。

除此之外，还有针刺结合乐聊等在临床都取得了不错的疗效。

6.3 西医研究

6.3.1 病因

更年期综合征是因为卵巢功能衰退，性激素分泌降低，促性腺激素升高，导致神经、内分泌功能整体性失调，尤其以下丘脑自主神经调节中枢功能紊乱为主，交感-肾上腺系统功能亢进，而出现的一系列临床表现。

6.3.2 临床表现

6.3.2.1 月经变化

月经周期延长，经量逐渐减少；或月经周期缩短，经量增多；或周期、经期、经量都不规则；或骤然停经。

6.3.2.2 神经系统功能障碍

表现为潮热、出汗，伴眩晕、头痛、手指麻木，感觉异常、失眠等。

6.3.2.3 精神症状和情绪变化

包括情绪不稳定、神经质、激动易怒、抑郁、记忆力减退、工作能力下降，甚至企图自杀。

6.3.2.4 泌尿生殖道改变

萎缩性膀胱炎，表现为排尿紧迫、尿失禁和尿频，常伴发泌尿系感染；萎缩性阴道炎、外阴干燥症、性交困难等。

6.3.2.5 心血管系统的改变

易发生高血压，其特点主要是收缩压升高，血压较易波动，也易发生心前区不适、心悸、气促。动脉粥样硬化及冠心病的发病率明显增加。

6.3.2.6 皮肤变化

表皮变薄、干燥、黑色素增加形成老年斑。易发生绝经期皮炎，皮肤瘙痒症等疾患。

6.3.2.7 骨质疏松

绝经后女性骨矿含量丢失的速度明显加快，容易导致骨质疏松症引起的骨折。

6.4 治疗

6.4.1 一般治疗

保持和培养良好的生活习惯，保证足够的睡眠和休息，注意劳逸结合。避免饮酒吸烟。膳食营养方面要合理搭配各种食物，适当限制能量的摄入，饮食清淡少盐，注意摄入足够蛋白质及含钙丰富食物，预防骨质疏松。

运动可以改变更年期患者体内血清雌二醇、血清FSH，自由基的代谢水平，从而改善卵巢功能，促进机体内分泌系统的平衡，对缓解焦虑、抑郁、骨质疏松等症状发挥着重要作用。张蓝予等研究发现患者根据自己的爱好选择以有氧运动为主的运动方式，如步行、慢跑、有氧健身操、瑜伽、太极等，每周3～5次，每次30分钟，能够有效地缓解更年期综合征。运动处方是一种科学的定量化的体育锻炼计划，针对性较强，在今后的研究中可以针对更年期患者出现的不同症状，制定适合患者的最佳运动强度以及最有效的运动时间。陈敏研究表明更年期综合征女性患者采取健康教育与心理护理干预措施，有利于改善更年期症状，降低焦虑程度，促进患者转归。耐心地对患者及家属讲解疾病相关知识，使患者正确认识更年期的身心反应，正确对待生理及心理变化，保持乐观的情绪。

6.4.2　激素替代治疗

引起更年期出现各种症状的根本原因是卵巢功能下降导致各生殖激素缺乏，故对更年期的药物治疗多采用激素替代治疗。早期用激素替代治疗不仅可有效改善更年期症状，还可预防心血管疾病、骨质疏松等疾病，而且对免疫系统功能提高和预防老年慢性疾病也有一定的影响。常规疗法有雌激素、孕激素联合使用，雌激素与孕激素交替使用，雌激素、孕激素单独使用等。

最新研究表明，单独使用地屈孕酮片、戊酸雌二醇片、替勃龙、屈螺酮炔雌醇片治疗更年期综合征的临床效果显著，安全性较高，值得临床推广应用。但同时，根据患者的年龄、症状、精神状态的不同，联合用药可以较快地缓解患者的症状，如坤泰胶囊联合黄体酮、替勃龙联合坤泰胶囊、谷维素联合尼尔雌醇、振源胶囊联合小剂量激素、坤泰胶囊联合莉芙敏等治疗更年期综合征效果显著，可有效调节患者激素水平，缓解机体内氧化应激反应，促进临床症状改善，且联合用药的安全性较高。

6.5　总结

随着科技的发展，生活节奏的加快，人们的精神压力也越来越大，尤其是处于更年期的患者，往往需要兼顾事业及家庭，这些成为了导致更年期综合征发病率逐年上升的重要组成因素，严重影响着女性的身心健康。

更年期综合征是临床常见病及多发病，性激素治疗被认为是临床治疗最有效的方法，根据患者体内激素分泌情况制定个性化治疗方法，可治疗因卵巢功能衰退和雌激素分泌不足引起的各种临床症状。同时，通过配合身体锻炼、心理调节、饮食调理等保健疗法也可起到一定效果。所以，针对不同患者制定综合性治疗方案，可减少不良反应的发生，从而达到最佳疗效。

中医治疗本病的方法众多，较西医更具优势，其临床经验值得我们推广和学习。随着当前现代医学与科学技术的迅速发展，中医治疗和中西医结合治疗应更多地运用于治疗更年期综合征，无论是滋阴疏肝汤联合戊酸雌二醇提高性激素水平，还是调冲安神汤治疗更年期综合征伴失眠患者都有显著疗效，值得被临床研究和应用。

参考文献

［1］黄帝内经素问［M］.北京：人民卫生出版社，2005.

［2］吴谦.医宗金鉴［M］.北京：人民卫生出版社，2006.

［3］杨士瀛.仁斋直指［M］.北京：中国古籍出版社，2016.

［4］张仲景.金匮要略方论［M］.北京：人民卫生出版社，1963.

［5］杨上善.黄帝内经太素［M］.北京：中国古籍出版社，2016.

［6］黄帝内经灵枢［M］.北京：人民卫生出版社，2012.

［7］张温.张氏医通［M］.北京：中国医药科技出版社，2011.

［8］孙广仁.中医基础理论［M］.北京：中国中医药出版社，2007.

［9］吕春英.止血塞流法治疗崩漏浅析［J］.河北中医，2013，35
（4）：520-521.

［10］刘格，王薇华，孙静，等.崩漏的13部中医古籍研究［J］.河
北中医，2017，39（4）：611-613.

［11］陈言.三因极—病证方论［M］.北京：人民卫生出版社，
2007.

［12］董京文.论汗症证治［J］.内蒙古中医药，2014，33（13）：
121-122.

［13］童楠，张宁.自汗和盗汗治疗经验浅谈［J］.宁夏医科大学学
报，2017，39（6）：728-730.

［14］李高照.玉屏风散加减治更年期汗证32例［J］.江西中医学院
学报，2000（S1）：41-42.

［15］嘉士健.中医药治疗更年期汗证［J］.长春中医药大学学报，

2013，29（6）：1049–1051.

［16］张皡珺，禄颖.肾为更年期失眠之本［J］.长春中医药大学学报，2012，28（6）：1032–1033.

［17］仇燕飞.黄连阿胶汤合甘麦大枣汤治疗更年期失眠50例［J］.河南中医，2015，35（8）：1764–1766.

［18］颜謨修.加味乌梅丸治疗围绝经期失眠的临床研究［D］.北京中医药大学，2014.

［19］郝朝洪.知柏二地汤治疗阴虚火旺型围绝经期综合征的临床观察［D］.云南中医学院，2018.

［20］郭彦.补肾疏肝汤治疗肾虚肝郁型更年期综合征临床疗效观察［J］.辽宁中医药大学学报，2016，18（5）：209–212.

［21］高志云，黄秀娟，高修安，等.苁蓉菟丝子丸治疗更年期综合征伴焦虑抑郁38例［J］.中国中医药现代远程教育，2012，10（10）：28–29.

［22］宋婷婷，康学东，余臣祖，等.加味百合地黄汤治疗阴虚内热型初发2型糖尿病伴更年期轻度情绪障碍的临床研究［J］.中医临床研究，2018，10（10）：12–16.

［23］韩松雪，孙语男，王丽伟，等.王玉英治疗更年期综合征［J］.吉林中医药，2017，37（8）：777–780.

［24］李清梅，林寒梅，贺恒祯.林寒梅教授治疗围绝经期综合征经验［J］.亚太传统医药，2016，12（7）：94–95.

［25］刘东阳.韩氏妇科治疗肝肾阴虚型围绝经期综合征临床研究［D］.黑龙江中医药大学，2016.

［26］张雪，夏中和.夏中和治疗围绝经期综合征经验［J］.光明中

医，2018，33（10）：1391-1392.

［27］朱玲，郜洁，罗颂平，等.岭南罗氏妇科治疗绝经综合征经验［J］.时珍国医国药，2016，27（2）：475-476.

［28］张旻轶，陈学奇.陈学奇治疗围绝经期综合征经验［J］.浙江中医杂志，2016，51（4）：273-274.

［29］宗岩，刘枚，蒋莉，等.夏桂成国医大师诊治围绝经期综合征经验探析［J］.江苏中医药，2017，49（2）：21-22.

［30］李瑾，朱法永，刘荔，等.刘启廷治疗更年期综合症经验琐谈［J］.山西中医，2014，30（9）：8+21.

［31］秦润笋.马云枝教授运用越鞠丸治疗更年期综合症经验［J］.光明中医，2016，31（1）：36-38.

［32］王洪.补母法针刺治疗肾阴虚型绝经前后诸症的临床观察［D］.黑龙江中医药大学，2015.

［33］李风琴，孟杰，王云鹏.孟氏醒脑开窍配头皮针特针法治疗更年期综合征可行性探讨［J］.亚太传统医药，2016，12（14）：132-133.

［34］魏心昶，陆瑾，杨美凤，等.陆瑾教授舌针结合体针治疗围绝经期失眠经验撷菁［J］.四川中医，2017，35（7）：22-24.

［35］郑东阳.梅花针配合针刺治疗肾阴虚型围绝经期综合征的疗效观察［D］.广州中医药大学，2016.

［36］杨琼玉，刘春华，吴有琴，等.平衡针治疗失眠的临床观察［J］.中国老年保健医学，2015，13（2）：120-121.

［37］刘明芳.脐周八穴艾炷灸治疗脾肾阳虚型围绝经期综合征的疗效观察［D］.广州中医药大学，2014.

［38］陈莉莉.六味地黄丸合加味逍遥丸治疗更年期综合征临床疗效观察［J］.世界最新医学信息文摘，2015，15（51）：135.

［39］周春秋.更年期综合症妇女应用舒肝颗粒治疗的临床分析［J］.中外医疗，2015，34（15）：98-99.

［40］龚小春，刘艳.坤泰胶囊治疗女性更年期失眠伴焦虑及抑郁的疗效观察［J］.中国医院用药评价与分析，2018，18（3）：327-331.

［41］聂红，焦杨.穴位埋线治疗脾虚湿阻型肥胖合并更年期综合征疗效观察［J］.广西中医药，2018，41（3）：27-29.

［42］凌娴.针刺结合乐疗治疗女性更年期综合征的临床观察［D］.云南中医学院，2017.

［43］张蓝予，陈涛，梁珊珊.更年期综合征运动干预研究综述［J］.辽宁体育科技，2016，（4）：50-53.

［44］陈敏.健康教育与心理护理干预在伴更年期综合征女性患者中的应用效果分析［J］.黑龙江医学，2019，43（5）：509-510.

［45］唐利飞，叶优春，李银芳.地屈孕酮片治疗更年期综合征的临床研究［J］.中国临床药理学杂志，2017，（23）：2378-2380.

［46］刘燕，张静.戊酸雌二醇片对围绝经期综合征患者更年期综合征评分、雌激素水平与不良反应的影响［J］.实用临床医药杂志，2020，24（1）：109-111.

［47］爨米荣，杨晨光，吉冰，等.坤泰胶囊联合黄体酮治疗更年期综合征的临床研究［J］.现代药物与临床，2020，35（6）：

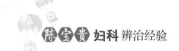

1230-1234.

[48]张海军，杨艳艳.屈螺酮炔雌醇片对更年期综合征患者内分泌及免疫功能的影响[J].实用妇科内分泌电子杂志，2020.

[49]林素芬，黄加雪，钟美雄.坤泰胶囊与莉芙敏联合应用于更年期综合征失眠症的疗效观察[J].北方药学，2020.

[50]夏虹，孙晓刚，李梓瑄，等.谷维素联合尼尔雌醇治疗更年期综合征的效果及对性激素影响的价值[J].饮食保健，2020，7（8）：76-77.

[51]周静.替勃龙与坤泰胶囊联合应用对更年期综合征患者的临床疗效[J].河南医学研究，2020，29（9）：135-137.

[52]李天虚.振源胶囊联合小剂量激素对女性更年期综合征的干预效果[J].健康大视野，2020，（13）：84.